RECHERCHES

ET OBSERVATIONS

SUR

LE PHOSPHORE.

A PARIS,

Chez Treuttel et Wurtz, rue Bourbon;
Gabon, Place de l'École de médecine;
Méquignon, rue de l'École de médecine;
Foucault, Quai des Augustins;

Et à STRASBOURG,

Chez Treuttel et Wurtz, rue des Serruriers;
F. G. Levrault, rue des Juifs.

RECHERCHES ET OBSERVATIONS SUR LE PHOSPHORE;

Ouvrage dans lequel on fait connaître les effets extraordinaires de ce remède dans le traitement de différentes maladies internes;

PAR

J. F. DANIEL LOBSTEIN,

Docteur en médecine de la Faculté de Paris, Membre associé national de la Société médicale d'émulation de la même ville, Membre honoraire de la Société minéralogique de Jéna, ancien Médecin aux hôpitaux militaires, et ci-devant attaché à l'armée du Rhin et à celle du Danube; Médecin et Accoucheur à Strasbourg.

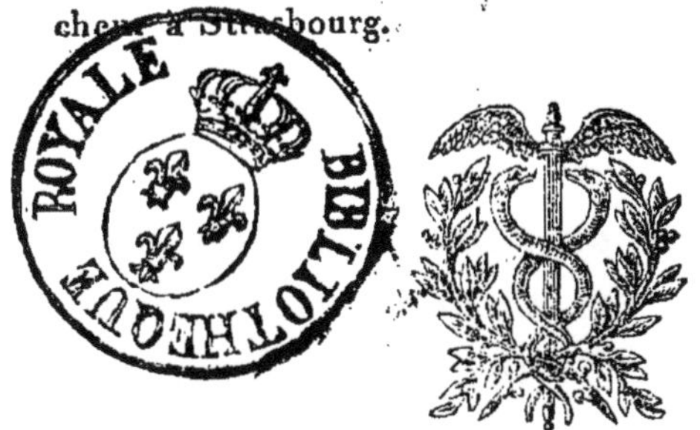

STRASBOURG,

De l'imprimerie de F. G. Levrault, impr. du Roi.

1815.

A MONSIEUR
LE BARON PERCY,

Chirurgien-Inspecteur-général des armées françaises, Professeur de la Faculté de médecine de Paris, Membre de l'Institut de France, Commandant de la Légion d'honneur, décoré du second Ordre de Sainte-Anne de Russie et de l'Aigle rouge de la Prusse, Chevalier de l'Ordre civil du mérite de Bavière, Membre d'un grand nombre de Sociétés savantes, nationales et étrangères, etc.

L'EUROPE entière vous paie un tribut d'admiration et de reconnaissance, pour avoir bien mérité de l'humanité souffrante; les étrangers, comme les incoles, ne prononcent votre nom qu'avec amour et respect: souffrez, Monsieur le Baron, qu'un homme que vous n'avez pas dédaigné d'honorer de votre protection et de vos bontés, ajoute un rameau au faisceau de gloire dont vous êtes entouré, en déposant à vos pieds le faible résultat de ses observations.

J. F. D. LOBSTEIN.

A

MONSIEUR LAROCHE,

Docteur en médecine de la Faculté de Paris, Chevalier de la Légion d'honneur, et décoré de l'Ordre de Saint-Vladimir de Russie, ancien Chirurgien-major aux armées françaises, Chirurgien en chef de l'hôpital de Huningue, et Médecin à Bâle.

Daignez agréer avec bienveillance l'offrande de ce faible travail ; non qu'il puisse m'acquitter envers vous pour l'amitié dont vous m'avez honoré pendant nombre d'années, mais comme un sûr garant de l'attachement le plus vif et le mieux senti, du respect le plus tendre et le plus inviolable : sentimens qui ne s'éteindront qu'avec ma vie.

J. F. D. LOBSTEIN.

AVANT-PROPOS.

Medicamina heroica in manu imperiti sunt
uti gladius in dextra furiosi.

LINN.

LE phosphore peut être compté parmi les secours les plus puissans que nous offre l'art de guérir. C'est un remède héroïque, dont les effets extraordinaires n'ont été constatés que dans ces derniers temps.

On a long-temps redouté d'introduire dans l'économie animale une substance d'une nature aussi incendiaire que le phosphore, et beaucoup de médecins sont encore tellement prévenus contre ce remède, qu'ils désirent le voir absolument banni de la matière médicale.

L'usage interne du phosphore exige, sans doute, beaucoup de prudence et de circonspection : confié à des ignorans ou à des charlatans, il peut produire les accidens les plus graves et entraîner les suites les plus fâcheuses.

Mais faut-il pour cela le proscrire entièrement? faut-il se dissimuler ses bons effets? je ne le pense pas. Que ceux qui ne connaissent pas la manière de s'en servir, s'en abstiennent : *abstine si methodum nescis.*

L'expérience a suffisamment prouvé que le phosphore, méthodiquement administré, devient une ressource précieuse entre les mains du médecin instruit, qui peut souvent par ce moyen opérer des cures éclatantes et pour ainsi dire miraculeuses.

J'ai long-temps hésité à employer le phosphore dans ma pratique. Ce ne fut qu'après avoir lu et médité les observations des auteurs modernes sur les effets extraordinaires de ce remède, que j'en ai hasardé l'usage.

Mes essais ont été couronnés de succès, et c'est ce qui m'a engagé à en rendre compte au public. En m'occupant d'un remède qui promet de si grands avantages à l'humanité souffrante, j'ai senti la nécessité de me livrer à quelques recherches sur son origine, sa nature et ses propriétés, et de faire connaître les auteurs qui déposent en sa faveur et qui m'ont entraîné à marcher sur leurs pas.

Voici donc le plan que j'ai suivi dans cet ouvrage. Après avoir tracé un aperçu historique de la découverte du phosphore, je rappelle en peu de mots ses principales propriétés physiques et chimiques; j'indique les différens modes d'administrer ce remède et les doses, etc.; je développe ensuite ses effets sur l'organisme animal, et à cette occasion je ne cache point les effets dangereux qu'il a produits.

Ces détails sont suivis d'une série d'observations cliniques extraites des auteurs modernes les plus recommandables. Elles fourniront une idée générale des avantages que la médecine a retirés jusqu'à présent du phosphore, et serviront de point de comparaison; car ce n'est que par la comparaison répétée des observations qu'on parvient à apprécier les effets d'un médicament et à les réduire à leur juste valeur.

Enfin, je termine par mes propres observations, qui sont toutes en faveur du phosphore.

Puissent mes efforts contribuer à fixer l'attention des médecins sur un moyen curatif généralement trop redouté. Puissent-ils les engager à le mettre plus souvent en usage, dans les cas surtout où tous les autres secours paraissent les abandonner. Y a-t-il une plus douce jouissance que celle d'avoir soustrait une victime au coup mortel qui devait la frapper?

Je sens parfaitement l'imperfection de mon travail, et je recevrai avec reconnaissance la critique des savans et des praticiens éclairés; mais je rejeterai avec mépris celle qui n'est dictée que par un esprit de parti ou par un faux savoir. L'indulgence du public m'encouragera à publier par la suite des observations analogues sur quelques autres remèdes que j'ai essayés dans ma pratique.

RECHERCHES
ET OBSERVATIONS
SUR LE PHOSPHORE.

Aperçu historique sur la découverte du phosphore.

SUIVANT LEIBNITZ[1], ce fut en 1677 qu'un alchimiste de Hambourg, nommé BRANDT, en s'occupant d'une forte distillation de l'urine, trouva dans son récipient une matière luisante qu'il appela *phosphore*, et dont il fit un secret.

KUNKEL, chimiste saxon, ayant eu connaissance de cette observation, en fit part à son ami KRAFT. Celui-ci partit de suite pour Hambourg, et acheta le secret de BRANDT, sous la condition expresse que KUNKEL n'en serait pas instruit. KRAFT fit voir le phospore pour de l'argent à Hanovre et en Angleterre, où il en donna connaissance à

1 LEIBNITZ, *Hist. inventionis phosphori*; *Miscell. Berol.* t. 1, p. 91.

BOYLE et à la Société des Sciences de Londres. KUNKEL, irrité des procédés de KRAFT, fit tous ses efforts pour parvenir à trouver le secret de cette préparation. Sachant que BRANDT l'avait retiré de l'urine, il dirigea ses travaux sur cette matière, et réussit enfin à l'en retirer.

La découverte du phosphore peut donc être attribuée avec raison à KUNKEL; aussi les chimistes appellent-ils communément cette substance *phosphore de* KUNKEL.

BOYLE revendique aussi le droit de la découverte du phosphore, qu'il appela *noctiluca aerea.* Son procédé se trouve décrit dans les Transactions philosophiques de l'année 1680.

Plusieurs chimistes publièrent successivement à cette époque des procédés pour obtenir ce même produit; procédés qui furent perfectionnés par HELLOT, ROUELLE et MARGGRAF. Ce dernier chimiste fit connaître le premier, en 1743, le principe qui contribue proprement à la naissance du phosphore dans l'urine. Il démontra que c'était l'acide phosphorique, jusqu'alors inconnu, qui, par son union avec des substances combustibles, fournissait le phosphore par la distillation.

En effet, l'extraction du phosphore de l'urine se fonde sur la décomposition du sel fusible, ou phosphate de soude et d'ammoniaque, contenu dans cette liqueur.

Cette décomposition se fait, selon MARGGRAF, par l'addition du muriate de plomb. Il en résulte un phosphate de plomb qui donne le phosphore. Mais cette opération est longue, difficile, et très-désagréable par l'odeur fétide qui s'exhale de l'urine en putréfaction. GIOBERT, de l'Académie de Turin, a fait connaître un procédé pour tirer de l'urine le phosphore de KUNKEL d'une manière plus prompte et plus économique : on en trouve la description dans les Annales de chimie, t. XII.

En 1774, GAHN et SCHÈELE, chimistes suédois, ont fait la découverte importante du phosphate calcaire dans les os des animaux, et ont indiqué en même temps un procédé facile pour en extraire le phosphore. On décompose le phosphate calcaire par le moyen de l'acide sulfurique ; on évapore le résidu lorsque l'acide phosphorique y est à nu, et en le traitant avec la poudre de charbon, on en retire le phosphore.

Ce procédé a été perfectionné dans ces derniers temps par FOURCROY et VAUQUELIN[1], ainsi que par NICOLAS et PELLETIER[2], qui ont publié des recherches précieuses pour faciliter l'extraction du phosphore.

On trouve des traces de phosphore dans plusieurs

---

1 Mém. de l'Institut, t. II, p. 282.

2 Journ. de physique, t. XII, p. 449.

substances minérales et végétales. Les semences de roquette, de moutarde, de cresson de jardin, et de froment, donnent, selon MARGGRAF[1], du phosphore par la distillation; mais c'est dans les matières animales qu'il est le plus abondamment contenu.

On peut le retirer des excrémens, du sang, des chairs, des poils, de la laine, des ongles, des cornes, de la graisse, etc. L'urine et les os, cependant, en fournissent le plus. Les os sont aujourd'hui généralement employés par les chimistes pour cet effet. Le phosphore se forme quelquefois spontanément dans le corps; on a des exemples de personnes qui ont rendu des urines phosphorescentes. Le docteur JURINE, de Genève, a publié récemment un fait très-curieux de cette nature, dont il fait lui-même le sujet. Il ajoute que le professeur PICTET s'était trouvé peu de temps avant lui dans le même cas.[2]

---

1 MARGGRAF, *Chem. Schriften*, *t. I*, *p.* 75, §. 34 et 35.

2 Journ. génér. de médecine, par SEDILLOT, Sept. 1813, t. XLVII, p. 48.

Propriétés physiques et chimiques du phosphore.

Le phosphore a été considéré jusqu'à présent par les chimistes comme une substance combustible simple, ou indécomposable ; de nouvelles recherches cependant semblent démontrer que l'hydrogène et le carbone entrent dans sa composition.

Quoi qu'il en soit, ce corps, quand il est pur, présente toujours les mêmes qualités. Il est solide, demi-transparent, de couleur jaunâtre, d'un aspect luisant, et d'une consistance analogue à celle de la cire. Il se coupe facilement avec le couteau, mais il ne se réduit point en poudre par la trituration : on peut le casser, et sa cassure est vitreuse et brillante. Sa pesanteur spécifique est de 1,770. Il a une saveur âcre et une odeur aillacée très-prononcée. Le phosphore est lumineux dans l'obscurité. Exposé au contact de l'air dans une température moyenne, il répand une vapeur ou fumée blanche, qui paraît lumineuse dans les ténèbres. Cette vapeur est d'autant plus abondante que la température de l'atmosphère est plus élevée. C'est une combustion lente, qui se fait aux dépens de l'oxigène contenu dans l'air. On a tiré parti de ce phénomène pour analyser l'air.

Le phosphore fond dans l'eau chaude, à une température de 32° R.

Lorsqu'on fond le phosphore et qu'on l'expose à l'action du gaz oxigène, il s'allume au moment même du contact, et répand une lumière très-vive et éblouissante. Le phosphore s'enflamme facilement à l'air libre quand il éprouve une chaleur de 40° R.

Les frottemens brusques, des frictions assez douces mais continuées quelque temps, et même la compression, peuvent allumer le phosphore.

On voit par là combien il est nécessaire d'user de précaution en manipulant cette substance, et c'est par cette même raison qu'il faut la tenir constamment sous l'eau.

En brûlant, le phosphore répand des vapeurs blanches et suffoquantes; ces vapeurs, recueillies et condensées, constituent l'acide phosphorique qui s'est formé par la combinaison du phosphore avec l'oxigène atmosphérique pendant la combustion.

Le phosphore s'unit à l'hydrogène et forme le gaz hydrogène phosphoré, qui s'allume par le seul contact de l'air atmosphérique: il peut s'unir au soufre dans différentes proportions, au charbon, aux métaux, etc.

L'eau ne dissout point le phosphore, mais il est à remarquer que ce liquide, quand il a séjourné long-temps sur le phosphore, se décompose et devient acidule : le phosphore lui-même se recouvre d'une croûte blanche, opaque et comme farineuse; c'est l'oxide du phosphore.

La potasse et l'ammoniaque liquide dissolvent le phosphore avec dégagement d'hydrogène phosphoré.[1]

Les acides minéraux ont une action plus ou moins forte sur le phosphore, suivant leur degré d'affinité pour l'oxigène.

Le phosphore se dissout facilement dans les huiles grasses et volatiles, et leur communique la propriété de luire dans l'obscurité. Cette lueur est surtout très-forte dans l'huile distillée de girofles.

M. Baring, apothicaire à Cassel, n'a pu dissoudre dans une demi-once d'huile d'amandes douces qu'un grain et demi de phosphore, en tenant le mélange en digestion au bain-marie.

M. Krüger assure, au contraire, qu'au moyen d'un degré de chaleur convenable vingt-quatre grains de phosphore se dissolvaient parfaitement, et sans dépôt après le refroidissement, dans deux cent soixante-douze grains d'huile d'amandes douces récemment préparée.[2]

---

1 Klaproth, *Chem. Wœrterbuch*, t. *IV*.

2 Doerffurt, *Neues deutsches Apothekerbuch*, *II. Theil*, *p.* 1577.

M. HECHT, professeur de chimie et pharmacien de cette ville, s'est aussi occupé de quelques expériences sur la solubilité du phosphore dans les huiles. On en trouve les détails dans un Mémoire de M. le professeur LAUTH, sur l'usage interne du phosphore.[1]

Il résulte de ces expériences, que quatre grains de phosphore sont solubles dans une once d'huile de lin, d'olives ou d'amandes douces, si l'on observe d'exposer le mélange à un degré de chaleur assez faible pour ne lui laisser que la liquidité nécessaire. Ces solutions ne peuvent se conserver longtemps; par l'absorption successive de l'oxigène, elles se changent en une espèce de savon phosphorique.

Selon M. SCHMITT[2], une once d'huile de térébenthine ou de romarin dissout huit grains de phosphore.

Le phosphore est peu soluble dans l'alcool, mais il se dissout parfaitement dans l'éther. Il faut remarquer cependant que l'éther qui n'a été rectifié qu'une fois par les procédés ordinaires, ne dissout qu'imparfaitement le phosphore : pour que cette solution soit parfaite, il faut que l'éther ait été rectifié une seconde fois sur le muriate calcaire.

---

1 Mém. de la Soc. des Sciences, agricult. et arts de Strasbourg, t. I, p. 391.

2 TROMMSDORF, *Journ. VIII*, 1. *St. p.* 82.

C'est sans doute par suite de cette différence, que les auteurs ont différemment indiqué les proportions de l'une et de l'autre substance.

Selon PELLETIER[1], six grains de phosphore se dissolvent à froid dans une once d'éther, mais la solution n'est complète que dans trois ou quatre jours.

BOUTTATZ[2] assure, au contraire, que quinze grains de phosphore sont solubles dans deux onces de l'éther le plus pur, si l'on a soin de placer le flacon en digestion au bain-marie et de le recouvrir d'une vessie, dans laquelle on pratique un petit trou afin de donner issue aux vapeurs de l'éther, et pour empêcher que le flacon ne saute.

Enfin, M. HECHT a trouvé qu'un grain de phosphore se dissout parfaitement dans deux gros d'éther.[3]

L'éther phosphoré, s'il est bien fait, possède l'odeur et les propriétés du phosphore : au contact de l'air et dans l'obscurité, il répand des vapeurs lumineuses ; jeté par gouttes dans de l'eau bouillante, il s'enflamme.

L'éther phosphoré se conserve plus long-temps, quand on a l'attention de dissoudre le phosphore

---

1 Recueil périodique, t. IX, p. 397.

2 *Ueber den Phosphor.* p. 82.

3 Mém. cité, p. 410.

dans une quantité égale d'huile de girofles ou de cannelle, avant d'ajouter l'éther.[1]

L'éther phosphoré récemment préparé ne se décompose point par l'eau froide, parce qu'il surnage sur ce liquide; mais lorsqu'on le délaie avec de l'alcool et qu'on verse ce mélange dans de l'eau, celle-ci se trouble et devient laiteuse, et le phosphore s'en sépare sous la forme d'une poudre extrêmement fine.[2]

---

1 TROMMSDORF, *Journ. IX*, 1. *St. p.* 134.

2 SCHERER's *allgem. Journ. der Chemie, II*, 652.

Mode d'administration et dose du phosphore. — Régime du malade.

Si le phosphore a été désigné par beaucoup d'auteurs comme un poison violent qui a produit des accidens déplorables, il ne faut en rechercher la cause que dans un mode d'administration vicieux de ce remède, ou dans un excès de dose.

Tous les remèdes héroïques sont dans ce cas, et l'on sait que les poisons les plus forts fournissent à la médecine les secours les plus efficaces lorsqu'ils sont employés sous une forme et dans une dose convenable.

Le phosphore a été administré de différentes manières par les praticiens. Les uns l'ont donné en pilules, les autres dans une conserve, dans un électuaire, etc. MENTZ a choisi la thériaque pour véhicule; HARTMANN, le rob de sureau; WEICKARD, la conserve de roses avec le miel; HUFELAND l'a prescrit dans une émulsion avec la gomme arabique, le sirop d'orgeat et quelques gouttes de liqueur d'Hoffmann; ALPHONSE LE ROI, dans un looch. Ce savant enseigne un procédé particulier pour broyer le phosphore sans qu'il s'enflamme. Pour cet effet, on jette du phosphore dans de l'eau très-chaude, dans laquelle il se fond : on l'agite violemment; il se divise comme de l'huile, en un nombre incalculable de petits globules : on ajoute de l'eau froide, et il se précipite en poudre. On prend de cette poudre à la dose d'un ou de deux grains, que l'on mêle avec du sucre, une goutte ou deux d'huile, et un peu de jaune d'œuf; le tout dans un mortier de verre, tenu dans de l'eau très-froide, ou à la glace. Mais dans toutes ces formes le phosphore n'est point parfaitement dissous; il n'est que divisé ou suspendu dans le véhicule qui l'enveloppe, et il parvient facilement à s'en dégager.

Il est inconcevable que CRANTZ[1] ait pu conseiller de prendre le phosphore en substance: les accidens les plus graves en seraient la suite inévitable.

Quelques médecins ont aussi coutume de donner le phosphore dissous dans une huile grasse ou volatile : mais outre que ce remède déplaît souverainement au goût du malade, on ne peut en garantir l'état de permanence dans l'estomac; il est même probable qu'il s'y décompose, les sucs de l'estomac ne pouvant dissoudre les huiles.

La forme qui paraît le mieux convenir pour l'administration du phosphore, est sa dissolution dans l'éther sulfurique : elle est généralement préférée par les auteurs modernes. CONRADI, BOUTTATZ,

---

1 Mat. méd. t. II, p. 172.

Gaultier-Claubry, Lœbelstein-Lœbel et autres, en ont retiré les plus grands avantages; je l'ai moi-même employée avec succès, ainsi qu'on le verra dans la suite de cet ouvrage. C'est la seule forme sous laquelle le phosphore soit susceptible d'être employé sans danger, parce que, de l'état de causticité, il a été réduit à celui d'une substance excitante et analeptique.

Je ne puis qu'applaudir à la méthode du professeur Lœbelstein-Lœbel, d'ajouter à l'éther phosphoré une petite quantité d'une huile distillée aromatique. Le remède devient par-là plus actif et se conserve mieux; la solution du phosphore est plus parfaite. Pour empêcher sa décomposition, on l'administre dans un peu de sirop liquide ou sur un morceau de sucre; le véhicule aqueux ne convient pas dans ce cas.

La dose n'est pas un objet moins important à considérer. Quelque parfaite que soit la forme d'un médicament, si l'on en surpasse la dose, il produira toujours de mauvais effets. Il ne faut pas non plus être trop timide, et le prescrire à une dose trop foible; car dans ce cas il ne pourra jamais produire l'effet désiré. L'expérience a prouvé qu'un grain de phosphore dans vingt-quatre heures est une dose suffisante dans la plupart des cas.

Hufeland[1] a remarqué qu'on ne peut jamais

---

1 *Journ. der pract. Arzneyw. t. VII*, 3. *St. p.* 115.

donner sans danger au-delà de deux grains dans vingt-quatre heures ; des doses plus fortes avaient occasioné des ardeurs à l'estomac, qui obligeaient d'interrompre l'usage de ce remède, ou d'en diminuer la dose. D'après cela, que faut-il penser de VATER [1], qui prétend avoir pris lui-même le phosphore à la dose d'un demi-scrupule dans le miel rosat? et n'a-t-on pas lieu de s'étonner que DESBOIS DE ROCHEFORT [2] recommande ce remède à la dose de quatre, six à dix grains, et que d'autres assurent l'avoir donné à la dose de deux à trois grains plusieurs fois par jour? Il est possible que souvent la dose extraordinaire prescrite par les médecins ne se soit même pas trouvée contenue dans le véhicule, ainsi qu'on le voit dans un cas rapporté par BOUTTATZ [3]. Dans l'hospice clinique d'une célèbre université d'Allemagne, un médecin distingué prescrivit à un malade le phosphore dissous dans l'éther sulfurique ; à la visite, le médecin fit voir aux élèves le flacon dans lequel le phosphore devait être dissous ; un des élèves observa à cette occasion que la quantité de phosphore était beaucoup trop grande pour la quantité d'éther, et que la solution lui paraissait extraordinairement claire ; qu'il

1 Dans la dissert. de MENTZ, *in Hall. disput.* t. VII.

2 Cours élément de mat. méd. t. II.

3 Ouv. cité, p. 76.

avait toujours remarqué que cette solution était un peu laiteuse. Le médecin, se fiant à l'exactitude de l'apothicaire, soutint que l'éther phosphoré ne pouvait point être autrement. Cependant l'élève, ayant conçu quelques doutes et ne voyant aucune preuve convaincante dans l'assertion du médecin, se transporta lui-même chez l'apothicaire, pour s'informer comment le remède avait été préparé. L'apothicaire, qui ne se souciait pas trop de sa pharmacie (comme il arrive malheureusement trop souvent), appela son aide, et lui demanda comment il avait opéré la solution du phosphore dans l'éther. Celui-ci dit tout naïvement qu'il avait mis un morceau de phosphore, du poids prescrit par le médecin, dans l'éther sulfurique, et qu'il l'en avait retiré lorsqu'on était venu chercher le remède. Comment peut-on tirer un résultat certain d'une observation qui repose sur une erreur aussi grossière?

Une règle générale, en prescrivant le phosphore, est de commencer par une petite dose, et de l'augmenter ou de la diminuer graduellement suivant la marche des symptômes. On discontinue le remède dès que le malade s'en trouve incommodé, c'est-à-dire, qu'il ressent une ardeur à l'estomac ou qu'il est pris d'un vomissement.

Le professeur LOEBELSTEIN-LOEBEL pense que, dans un temps froid et pluvieux, les malades supportent une plus forte dose de phosphore que lorsque l'air est sec et pur [1]. Selon le même, on ne doit jamais administrer le phosphore le matin à jeun; il n'en a jamais vu de bons effets : il faut que le malade ait pris quelque nourriture une heure auparavant. Le professeur LOEBELSTEIN-LOEBEL a fait aussi quelques observations intéressantes sur le régime que doivent observer les malades qui font usage du phosphore.

La salade, et en général les alimens et les boissons acides, même la bière, ne conviennent point. Pour satisfaire à la soif du malade, il recommande une solution mucilagineuse de salep mêlée avec du vin doux et généreux, en observant de ne pas faire boire le malade immédiatement après avoir pris le remède.

Dans les maladies aiguës, où les malades ont ordinairement peu d'appétit, on peut faire usage de bouillons aromatisés avec la noix muscade, d'une décoction de semouille, de sagou, etc.; et dans les maladies chroniques, où la digestion n'est pas troublée, la viande de veau, de bœuf et de mouton, cuite ou rôtie, des poulets, des bécasses, des lièvres, sont des alimens fort convenables; ainsi que les légumes tendres, tels que les carottes, les haricots, etc. Le professeur LOEBELSTEIN-

1 HORN's *Archiv*, 1810, 2. *Band*, *p*. 80.

LOEBEL a observé que les malades qui font usage du phosphore ne supportaient point les choux, les raves, les oignons, le raifort, les choux-raves, les pois, etc. Ces légumes occasionaient un sentiment de plénitude dans la région précordiale, accompagné d'anxiété et d'une chaleur insupportable, souvent aussi le vomissement ou la purgation. Les alimens ne doivent être pris ni trop chauds ni trop froids. Le malade doit s'interdire l'usage des fruits, ainsi que celui du lait.

Si le malade peut sortir, il est de la plus grande importance qu'il évite le refroidissement. Cette cause, quelque légère qu'elle soit, peut donner lieu à des vertiges, à des diarrhées, et à des rechutes chez les convalescens. Le docteur LOEBELSTEIN-LOEBEL conseille à ces derniers de porter un gilet de flanelle sur le corps.

Les bains chauds sont aussi d'une grande utilité à ceux qui font usage du phosphore. Cet auteur assure avoir souvent employé pendant deux mois le phosphore dans des maladies chroniques, sans en avoir vu des effets bien marqués : la maladie parut rester stationnaire; mais aussitôt qu'il fit mettre en usage les bains chauds, il y eut un changement frappant, surtout dans les maladies du système nerveux. Le malade ne doit jamais rester dans le bain au-delà d'un quart d'heure.

Effets du phosphore sur l'organisme animal.

Plusieurs médecins ont été assez hardis pour éprouver sur eux-mêmes les effets du phosphore. Alphonse le Roy[1] a osé en prendre trois grains dans de la thériaque. Il se trouva pendant deux heures extraordinairement incommodé : il but fréquemment de petites doses d'eau très-froide, et au bout de quelques heures le mal-aise disparut. Ses urines étaient très-rouges. Le lendemain ses forces étaient doublées, et il sentit une irritation vénérienne insupportable. Pelletier a observé ce même phénomène sur un canard mâle, qui but avec plusieurs femelles de l'eau d'un bassin de cuivre qui avait contenu du phosphore. Cette eau fut un poison pour tous ces animaux ; mais le mâle fut tellement provoqué à couvrir ses femelles, qu'il en mourut avant les autres.[2]

Le docteur Bouttatz[3] ayant fait dissoudre quatre grains de phosphore dans une demi-once d'éther sulfurique, prit de deux en deux heures

1 Mém. de la Société méd. d'émulation de Paris, t. I, p. 171.

2 *Ibid.*

3 Ouv. cité, p. 99.

vingt gouttes de cette solution. La première dose lui causa quelques nausées, qui cédèrent bientôt à l'eau froide qu'il but. La seconde dose détermina un appétit dévorant, le pouls et la chaleur naturelle augmentèrent, et il sentit un certain bien-être dans tout le corps; il continua ce remède jusqu'au soir : à cette époque il pouvait en avoir pris au-delà d'un grain. Il n'en résulta pas la moindre incommodité; au contraire, il éprouva une augmentation de forces et une irritabilité insolite dans les parties génitales. La sécrétion de l'urine était aussi beaucoup augmentée.

WEICKARD[1] a pris le phosphore à la dose de deux ou trois grains, sans en être incommodé.

Dans les maladies aiguës, comme, par exemple, dans le typhus, la fièvre nerveuse, etc., les effets du phosphore se manifestent souvent déjà au bout de quatre heures, d'autres fois après vingt-quatre heures seulement. La chaleur se ranime, la transpiration s'établit, le pouls se relève, les urines coulent plus librement et sont ordinairement troubles et sédimenteuses ; le ventre, s'il est resserré, se relâche[1] et les excrémens sentent le soufre et luisent dans l'obscurité; le délire cesse, et le malade reprend connaissance : les fonctions des sens rentrent en activité, un sommeil bien-

---

1 *Vermischte med. Schriften*, t. *II*, p. 142.

faisant répare les forces, et au bout de quelques jours la langue se nettoie et l'appétit s'annonce; la joie se dépeint dans toute la figure, etc.

Ces phénomènes se manifestent un peu plus tard chez les individus d'un certain âge ; ils varient aussi selon la nature de la maladie, et sont moins prompts dans les maladies chroniques.

Le phosphore, en général, est un remède qui étend son action sur tous les systèmes de l'économie animale, et en augmente l'activité; mais c'est sur le système nerveux qu'il paraît agir plus particulièrement. Son action est très-prompte, très-intense, mais peu durable. C'est un des excitans volatils les plus puissans, et le plus propre à relever l'énergie vitale prête à succomber.

Cependant, ces propriétés salutaires ne lui appartiennent qu'autant qu'il remplit les conditions dont j'ai parlé plus haut, c'est-à-dire, qu'il est parfaitement dissous dans son véhicule. Dans le cas contraire, et s'il est donné en substance, il agit comme un remède éminemment caustique, comme un véritable poison, dont l'impression cuisante sur les nerfs de l'estomac ou des intestins détermine les douleurs les plus vives, des ardeurs, des convulsions, des tremblemens, l'anéantissement des forces et la mort. Ces symptômes sont d'autant plus prompts que le phosphore est administré en plus forte dose.

D'autres fois ce remède donne naissance à des engorgemens squirreux dans l'estomac, et à tous les maux qui les accompagnent. HUFELAND[1] a connu plusieurs personnes qui, ayant fréquemment reçu d'un charlatan des doses assez fortes de phosphore, furent atteintes pendant long-temps de cardialgie, de mauvaises digestions, de vomissemens chroniques, de constipations, etc., etc. Elles tombèrent enfin dans le marasme, et succombèrent à la fièvre hectique. Après la mort on trouva des squirrosités considérables à l'estomac. Le professeur LOEBELSTEIN-LOEBEL[2], pour se convaincre des mauvais effets que doit nécessairement produire le phosphore en substance, l'administra ainsi à la dose d'un huitième de grain seulement à un homme atteint, depuis huit ans, d'une épilepsie opiniâtre, avec aliénation mentale par suite d'une frayeur : vingt-cinq minutes après avoir pris cette dose, le malade sentit une ardeur extraordinaire à l'estomac, suivie d'une grande soif, d'anxiétés, et de convulsions dans les muscles de la face. Il se plaignit d'un frisson violent, les extrémités se refroidirent, les yeux devinrent plus clairs et larmoyans, les lèvres pâlirent, le pouls s'affaiblit, les forces diminuèrent, et la mort termina la scène.

---

1 *Journal*, *VII*, *St. III*, *p.* 115.

2 HORN's *Archiv für med. Erfahr.* 1811, 2. *Band*, *p.* 70.

On ne devrait jamais, ce me semble, tenter de pareilles expériences sur des hommes, surtout lorsqu'on connaît le danger des substances qu'on emploie. Les expériences qu'on a faites avec le phosphore sur des animaux vivans ne sont-elles pas assez concluantes? n'ont-elles pas démontré que le phosphore introduit dans l'estomac ou les intestins des animaux, y subit une combustion, et produit une phlogose proportionnée à la quantité qui en a été avalée, dissoute et brûlée?

Le docteur BOUTTATZ[1] a fait des expériences curieuses avec le phosphore sur divers animaux, notamment sur des poules, des pigeons, des chats, des cochons d'Inde, etc. Voici quelques détails sur l'expérience qui concerne ces derniers animaux. Le docteur BOUTTATZ prit un grain et demi de phosphore, qu'il tritura avec le jaune d'œuf, du sucre et deux onces d'eau; il y mêla un peu de pain et de viande, et donna ce mélange à manger à deux chats: l'un de ces chats en avala de suite la moitié; l'autre, qui n'avait pas faim sans doute, y flaira plusieurs fois, mais n'y toucha pas. Le premier chat vomit une heure après tout ce qu'il avait mangé: mais bientôt après il avala de nouveau ce qu'il avait vomi, comme il arrive souvent chez ces sortes d'animaux. Il cria et fut très-inquiet; il vomit derechef et

1 Ouvr. cité, p. 86.

fut pris de fortes convulsions; il courut à droite et à gauche, et fit souvent des sauts d'un demi-pied de haut. Vers dix heures du soir tous les symptômes augmentèrent. Les convulsions furent si violentes que cet animal, pour se procurer du soulagement, se roula sur le ventre, en étendant les quatre pattes. Souvent il se mit sur le dos, porta les quatre pattes en l'air, et resta quelque temps dans cette position en poussant des cris affreux. Il ne fut pas possible de le faire boire. A onze heures les symptômes se calmèrent, et l'on conçut quelque espoir de le sauver; mais à minuit il creva.

L'ouverture du cadavre fit trouver l'estomac vide et un peu enflammé; la phlogose était très-forte dans le duodénum et dans la vésicule du fiel. Les viscères du bas-ventre étaient tuméfiés, et répandaient une lueur phosphorique dans l'obscurité.

De six chiens auxquels le professeur LOEBELSTEIN-LOEBEL[1] a donné le phosphore, il n'a pu en sauver que deux, et cela avec beaucoup de peine, en leur versant de l'huile dans la gueule. L'ouverture cadavérique des autres fit voir des traces distinctes de gangrène à l'estomac : cet organe était raccorni et présentait des taches brunes avec des points noirs au milieu. En frottant ces endroits entre les doigts,

---

1 Ouvr. cité.

il s'en dégagea une odeur désagréable de corne brûlée ou de soufre : ils n'étaient point friables, mais durs et comme cornés.

Le docteur GIULIO, Professeur de médecine à Turin, ainsi que les docteurs BRÉRA et MUGGETTI, ont fait des expériences analogues sur des chiens, sur de jeunes coqs et sur d'autres animaux.

La simple vapeur phosphoreuse ou le seul contact des parties internes de la bouche avec le phosphore, a déterminé la mort chez des grenouilles.[1]

On trouve aussi dans plusieurs auteurs des exemples malheureux occasionés par le phosphore, quoique ce remède eût été administré avec prudence et d'après les préceptes des maîtres de l'art.

C'est ainsi que WEICKARD[2] nous apprend qu'après avoir inutilement essayé différens remèdes chez un juif d'un tempérament flegmatique, frappé d'apoplexie avec paralysie de la langue et des extrémités, il prescrivit le phosphore à la dose de deux grains, dans la conserve de roses, et ensuite dans le miel.

Il se proposa même d'augmenter graduellement cette dose, lorsque dans la nuit du troisième jour le malade fut pris d'un vomissement et parut très-

---

1 ALIBERT, nouv. élém. de thérap. et de mat. méd., t. I, p. 23.

2 Ouv. cité, p. 142.

faible; son pouls était petit et fréquent. Cet accident fit interrompre l'usage du phosphore. Le docteur WEICKARD ordonna de suite des rafraîchissans et des mucilagineux, et l'application d'un vésicatoire; mais la maladie fit des progrès, le malade fut pris de douleurs dans le bas-ventre, et mourut le quatrième jour. Il offrit des taches gangreneuses à la cuisse.

Le même auteur fait encore mention d'un homme qui, ayant beaucoup entendu parler des effets extraordinaires du phosphore, résolut de faire usage de ce remède contre une grande propension au sommeil, à laquelle il était sujet. Il n'avait pas encore exécuté son projet, lorsqu'il fut frappé d'apoplexie. Il se fit donner alors trois grains de phosphore dissous dans de l'huile, et répéta cette dose matin et soir. Ce remède le ranima, au point qu'il fut bientôt en état de se promener dans la chambre : il le continua encore pendant quelques jours, mais il eut des nausées et des mouvemens fébriles; il se fit vomir, cependant il ne se trouva pas mieux, et il fut pris vers le soir de douleurs violentes dans le bas-ventre. Le docteur WEICKARD ayant été appelé, lui trouva beaucoup de soif, et les yeux tout-à-fait jaunes. Il lui ordonna le petit lait nitré, la crème de tartre, des lavemens, etc. Obligé de s'absenter pour quelques jours, il ne put voir le malade. Pendant ce temps l'état de ce dernier ayant empiré, on fit venir un autre médecin, qui prescrivit le musc et autres excitans; mais bientôt la prostration augmenta, et le malade mourut vers minuit. Peut-on douter dans ce cas de l'inflammation de l'estomac occasionée par le phosphore? Aussi la dose, qui se montait à six grains par jour, était-elle beaucoup trop forte.

Bréra[1] rapporte le cas d'une femme hémiplégique, à laquelle il donna le phosphore, après avoir essayé une foule de remèdes sans succès. Il prescrivit ce remède à la dose d'un grain, avec la gomme arabique et le jaune d'œuf, dans trois onces d'eau de cannelle. La malade en prit de suite la moitié, et l'autre moitié deux heures après.

Vers le soir elle se trouva beaucoup mieux et sentit une formication dans les membres paralysés; mais elle se plaignit d'une pesanteur à l'estomac: le lendemain elle répéta le même remède, et le mouvement dans l'extrémité inférieure se trouva rétabli.

Elle se leva et se promena dans sa chambre, quoiqu'elle sentît toujours une oppression et une ardeur à l'estomac, avec des envies de vomir.

La formication dans le bras paralysé était très-

---

1 *Riflessioni medico-pratiche sull' uso interno del fosforo, particolarmente nell' emiplegia; Pavie*, 1798, 8. *V. Samml. auserles. Abhandl. für prakt. Aerzte, XVIII. Bd.* 3. *St.*

forte ; le pouls était fréquent. La malade ayant témoigné une répugnance pour le phosphore, qu'elle avait discontinué depuis trois jours, on lui administra ce remède en lavement, en doublant la dose. Elle vomit plusieurs fois ce jour ; elle éprouva des douleurs dans tout le bas-ventre, et une ardeur violente dans l'estomac et les intestins ; les forces diminuèrent sensiblement, le pouls s'affaiblit, la face pâlit, et enfin elle mourut malgré tous les secours qu'on lui prodigua.

L'ouverture du cadavre fit trouver l'estomac et le canal intestinal très-distendus. Une petite ouverture qu'on y pratiqua fit sortir un gaz abondant, sous la forme d'une vapeur blanche, qui offrit une odeur aillacée et s'allumait à la bougie. On ne remarqua aucune trace d'inflammation dans l'estomac : les intestins grêles présentaient quelques taches rougeâtres, signes d'une légère phlogose. Dans les gros intestins on retrouva la solution du phosphore qu'on avait donnée en lavement ; elle n'avait éprouvé aucun changement.

M. Lauth, Professeur de la Faculté de médecine de Strasbourg, dans un Mémoire sur l'usage interne du phosphore [1], cite l'observation d'une femme qui a été victime du phosphore.

---

1 Mémoire de la Société des sciences, agriculture et arts, de Strasbourg, t. I, p. 401.

Cette observation étant d'un intérêt majeur, je crois faire plaisir à mes lecteurs en la transcrivant ici mot à mot.

« Une femme de cinquante-deux ans, qui res-
« sentait depuis une année environ des douleurs
« dans les membres, avec faiblesse, au point qu'elle
« pouvait à peine marcher, prit, matin et soir, les
« trois premiers jours de Brumaire an VIII, une
« cuillerée d'un looch phosphoré (elle contenait
« un quart de grain de phosphore).

« Le quatrième jour on lui en donna trois. Peu
« après elle vomit une eau insipide et ressentit de
« vives douleurs à l'estomac. On suspendit l'usage
« du phosphore; on lui fit prendre des boissons
« mucilagineuses. Ces remèdes ne calmèrent point
« les douleurs : elles se répandirent sur la région
« entière du bas-ventre; mais c'était toujours dans
« celle de l'estomac qu'elles se déployaient avec le
« plus d'intensité. La malade continua de vomir des
« matières verdâtres, et enfin noires. Ses déjections
« étaient de même nature. Le ventre se météorisa
« et devint extrêmement sensible; la fièvre, qui
« survint dès le commencement des douleurs à
« l'estomac, fut accompagnée d'un pouls petit,
« dur et très-fréquent : tous les symptômes indi-
« quèrent une inflammation de l'estomac et des
« intestins, à laquelle la malade succomba après
« trois jours de souffrance. »

M. le professeur LAUTH fit l'ouverture du cadavre le lendemain. La poitrine ne présenta rien de remarquable. L'épiploon, très-adipeux et grand, couvrait la moindre partie des intestins. La surface extérieure de l'estomac ne parut pas changée, mais tous les intestins grêles étaient livides et même noirs en dehors, et le mésentère très-enflammé. Il fit extraire l'œsophage, l'estomac et les intestins, du cadavre, et les ouvrit. La surface interne de l'œsophage était enflammée, l'estomac et les intestins grêles étaient remplis d'un fluide noir, et leur surface interne avait une couleur rouge-foncée. Outre cette inflammation générale, la surface interne du cardia était semée d'une assez grande quantité de points, qui indiquaient que ces parties avaient été brûlées. Les gros intestins avaient conservé leur état naturel.

Du 8 Brumaire, jour de l'extraction, M. le professeur LAUTH a conservé ces pièces dans l'eau-de-vie jusqu'au 3 Germinal ; jour où il les examina derechef ; pendant ce temps les signes de l'inflammation s'étaient effacés, mais les brûlures du cardia étaient visibles, et sont encore aujourd'hui faciles à distinguer.

L'issue funeste de cette observation prouve évidemment que le phosphore s'est séparé dans l'estomac des substances qui devaient le tenir en dissolution. M. le professeur LAUTH en convient lui-même; il a même soupçonné qu'il n'y avait point eu de solution véritable, et que l'état naturel du phosphore n'avait été que momentanément déguisé. Pour lever ses doutes à cet égard, il a laissé reposer pendant quelque temps une émulsion phosphorique, et il a vu une poudre jaune se déposer au fond de la fiole.

Observations cliniques en faveur du phosphore.

A peine le phosphore fut-il connu, qu'on essaya de l'appliquer à la médecine. KUNKEL [1] en avait déjà composé des pilules, dont il s'était servi pour combattre différentes maladies chroniques.

En 1733, KRAMER [2], médecin de l'Électeur de Saxe, employa avec un grand succès une préparation particulière de phosphore contre les épilepsies, les démences et les fièvres malignes, qu'il prétend avoir guéries comme par enchantement.

En 1751, MENTZ [3] publia plusieurs observations sur les heureux effets du phosphore.

Il a été suivi par BARCHEWITZ [4] HARTMANN [5] WOLFF père [6], etc., qui ont tous constaté l'efficacité du phosphore.

Mais ce fut principalement dans ces derniers

---

1 *Chemische Anmerkungen, Erfurt*, 1721, *p.* 302.

2 *Comm. litter. noric. hebdom. XVIII, p.* 138.

3 *De phosphori loco medicinæ assumti virtute medica; Wittemberg*, 1751.

4 *Spicilegia ad phosphori urin. usum internum med. pertinentia, præside* BUCHNER, *Halæ*, 1760.

5 *Ibid. et* SANDIFORT. *thesaur. dissert. vol. I, p.* 170.

6 *Analecta quædam med. de phosphori virtute med. observat. duodecim. autore A. F.* WOLFF. *fil. Gœtt.* 1790.

temps que ce remède fixa l'attention d'un grand nombre de médecins distingués, qui en firent un objet de recherches et d'étude particulière.

Les observations qu'ils ont publiées en faveur du phosphore, se trouvent dispersées, soit dans des dissertations académiques soit dans des collections de mémoires ou dans des journaux de médecine. J'ai cru entreprendre un travail utile, en réunissant ici dans un même cadre celles qui m'ont paru offrir le plus d'interêt. Les auteurs que j'ai choisis sont les suivans : ALPHONSE LE ROY, WEICKARD, CONRADI, HUFELAND, GAULTIER-CLAUBRY, LENTIN, LÜTZELBERGER, HANDEL, REMER, et LOEBELSTEIN-LOEBEL.

ALPHONSE LE ROY.

M. le professeur ALPHONSE LE ROY[1], a fait un grand nombre d'expériences utiles avec le phosphore. Déjà en 1779, il a obtenu par ce remède la guérison d'un jeune homme atteint des plus graves symptômes d'une fièvre ataxique.

Il cite une femme qu'un grain de phosphore fit échapper à une fièvre putride, mais qu'une imprudence fit mourir subitement. Il est remarquable que le cadavre de cette femme s'est trouvé tout phosphorique, tout lumineux à l'intérieur. Dans les fièvres putrides et malignes, le même auteur

---

1 Mémoires de la Soc. méd. d'émulat. de Paris, t. I, p. 170.

a donné aussi l'acide phosphorique en limonade, et il préfère cette limonade à celle faite pa r lacide sulfurique. Il rapporte aussi l'histoire d'un vieillard réduit à un état extrême de faiblesse, et chez lequel il parvint pour ainsi dire à rallumer le flambeau de la vie prêt à s'éteindre.

L'eau dans laquelle le phosphore a été déposé, mêlée avec un peu de sirop, a relevé les forces d'une femme expirante, et prolongé la vie pendant quinze jours. Une limonade préparée avec l'acide phosphorique et le miel, fut très-utile à un homme qui avait tous les symptômes de la consomption dorsale, suite de ses excès dans les plaisirs de l'amour. Enfin, dans les affections rhumatismales goutteuses, M. le professeur ALPHONSE LE ROY dit avoir fréquemment employé des pilules faites avec du phosphore; chacune de ces pilules contenait un huitième de grain de phosphore.

WEICKARD.

WEICKARD parle d'un individu qu'il délivra par l'usage du phosphore des symptômes apoplectiques qui étaient survenus après une migraine habituelle.

Voici les détails de cette observation. [1]

---

1 WEICKARD's *vermischte medic. Schriften, II. Bd. 4. St.* 1780.

Un homme fort robuste, chasseur de son métier, âgé de soixante-dix ans, était sujet depuis dix ans à une migraine avec des étourdissemens dans la tête et des bourdonnemens dans les oreilles. Il crut se guérir par des saignées répétées; mais elles ne firent qu'augmenter le mal. Il consulta ensuite un médecin, qui lui ordonna le musc et la liqueur de corne de cerf; ces remèdes lui procurèrent quelque soulagement. Au bout d'un an, le malade fut repris de son ancien mal, qui était accompagné de vertiges et d'une somnolence continuelle. La parole était difficile, il y avait stupeur, insensibilité, et en général tout annonçait une attaque d'apoplexie. Avant l'arrivée du médecin, un chirurgien avait déjà pratiqué une saignée. Les symptômes augmentèrent aussitôt, et le malade se trouva dans un état d'épuisement et de faiblesse extrême. Le médecin prescrivit sur-le-champ deux grains de phosphore dissous dans de l'huile. Le succès de ce remède fut tel que le malade commença vers le soir à se promener dans sa chambre. Tous les symptômes diminuèrent. Cependant dans la nuit suivante, vers deux heures du matin, le malade eut une nouvelle attaque de sa maladie, mais qui céda bientôt au phosphore.

Le lendemain on vit encore reparaître les mêmes symptômes, avec une grande propension au sommeil. Le phosphore les chassa derechef; le malade se ranima, il devint gai, et reprit bientôt après ses travaux accoutumés.

Pendant l'usage du phosphore, le malade urina copieusement, et la première fois les urines coulèrent involontairement.

Dans un autre cas le docteur WEICKARD fut moins heureux.

CONRADI.

CONRADI, médecin à Nordheim, est un des auteurs qui ont le mieux examiné les effets du phosphore et déterminé ses doses. Ses observations prouvent combien ce remède est propre à relever les forces vitales prêtes à succomber[1]. Je ne ferai mention ici que de celles qui paraissent mériter le plus d'attention.

I.

Un homme âgé de soixante-onze ans, attaqué depuis quinze jours d'une fièvre rhumatismale bilieuse, que le docteur CONRADI traitait avec le tartre stibié *in refracta dosi*, avec le sel ammoniac et quelques légers purgatifs, se trouva tellement affaibli et épuisé, qu'on vit les symptômes les plus alarmans se joindre à son état.

---

1 CONRADI, *Versuche mit dem Phosphor., als dem grössesten Mittel die gesunkenen Lebenskräfte zu stärken. V.* HUFELAND, *Journ. der pract. Heilk. VI. Bd. 2. St. p.* 317.

Sans cesse tourmenté par le hoquet, il avalait avec la plus grande difficulté, et l'on entendait distinctement le liquide avalé tomber dans l'estomac. La respiration était stertoreuse; il y avait impossibilité d'expectorer, grande prostration des forces, somnolence; le pouls était petit et fréquent, les extrémités refroidies; il avait des sueurs froides dans la figure, la langue était rouge et sèche, les yeux ternes, etc. Ces symptômes laissèrent peu d'espoir pour la conservation des jours de ce vieillard; aussi attendait-il la mort avec résignation, et la famille était préparée à cette catastrophe. Les soins du médecin parurent absolument superflus.

Il fit usage pendant quelques jours d'une décoction d'écorce de saule avec le camphre et la poudre de quinquina, mais sans le moindre succès.

Le 11 Février, vingtième jour de la maladie et le sixième depuis cette grande prostration des forces, le médecin prescrivit quatre grains de phosphore dissous dans un gros d'éther sulfurique, pour en prendre dix gouttes dans un peu d'eau, toutes les deux heures.

Après la troisième dose le hoquet cessa et le malade avala avec plus de facilité. Le lendemain le malade se trouva beaucoup mieux, la peau était couverte de moiteur, le pouls s'était relevé, l'expectoration commença à s'établir. Les crachats étaient épais et tenaces; l'urine, qui coulait abondamment, était épaisse.

Le remède ne fut continué que toutes les trois heures, et au bout de quarante-huit heures le malade se trouvait hors de danger. Le traitement fut terminé par la décoction concentrée de l'écorce de saule.

Jamais, ajoute l'auteur, je n'ai vu de malade se rétablir dans des circonstances semblables.

II.

Une femme de soixante ans, d'une constitution faible, fut atteinte au mois de Janvier d'une pleurésie violente. Après avoir combattu la fièvre pendant quinze jours par le nitre, le sel ammoniac, le tartre stibié en petites doses, deux petites saignées, les embrocations avec le liniment volatil et les vésicatoires, la malade se trouvait dans un état désespérant. Il y avait prostration extrême des forces, fièvre hectique, avec un pouls petit et fréquent; la face et les extrémités étaient refroidies; la malade se retournait sans cesse dans son lit, et se découvrait d'une manière indécente; la respiration était courte et difficile, la face hippocratique, l'ouie dure, avec somnolence; en un mot, elle était à l'agonie.

Le docteur CONRADI prescrivit trois grains de phosphore dissous dans une once d'huile de lin, avec une demi-once de sirop d'amandes, à prendre toutes les trois heures une cuillerée à café. Dans les premières vingt-quatre heures les membres se rechauffèrent, la peau s'humecta, le pouls se releva, l'expectoration s'établit; la malade rendit une urine épaisse, les forces vitales se ranimèrent, et après avoir usé deux fois sa potion, le danger était passé : elle se rétablit complètement au bout de quatre semaines par l'usage des toniques.

III.

Un garçon âgé de treize ans, ayant été atteint au mois de Décembre d'une fièvre bilioso-nerveuse, fut traité par un chirurgien avec des résolutifs, des vomitifs et des purgatifs.

Le 15 Décembre le docteur CONRADI trouva le malade très-faible, avec un pouls fébrile, la langue sâle et sèche, la parole difficile, l'ouie dure, les selles involontaires, liquides et très-fétides.

Il employa tour à tour le quinquina, l'arnica, la valériane, le camphre, les vésicatoires; mais ces remèdes ne produisirent aucun changement.

Le 23 Décembre la prostration des forces était à son comble; on ne sentait plus le pouls; la figure, les mains et les pieds étaient refroidis : le malade était assoupi.

Ce cas réclamait absolument l'usage du phosphore. Le docteur CONRADI avait un flacon d'éther phosphoré dans sa poche, et en administra de suite dix gouttes au malade dans une petite cuillerée d'eau. Au bout d'une demi-heure on observa déjà les effets salutaires de ce remède. Le pouls se fit sentir de nouveau, la chaleur retourna aux extrémités, le malade ouvrit les yeux et se ranima.

Le remède fut continué à la dose de cinq gouttes toutes les deux heures, et le malade reprit insensiblement des forces et fut bientôt hors de danger. On termina le traitement par le quinquina et la décoction d'écorce de saule. Le malade se rétablit complètement au bout de quelques semaines, mais il perdit à cette occasion ses cheveux.

HUFELAND.

Dans deux cas d'une goutte opiniâtre et tophacée (*arthritis nodosa*), le professeur HUFELAND a donné le phosphore avec beaucoup de succès. Ce médicament provoqua de fortes sueurs et une secrétion abondante d'urines.[1]

Cet auteur cite l'exemple d'une personne prête à expirer, pour avoir été empoisonnée en Italie, probablement par l'eau dite *toffana*, et qui fut sauvée par le phosphore, après qu'on eut infructueusement employé un grand nombre de remèdes.[2]

---

1 HUFELAND, *Journ. der pract. Arzneyk. VII. Bd.* 3. *St.*

2 *Ibid.*

En 1810, ce professeur a employé le phosphore avec succès dans une paralysie. Voici les détails de cette observation. [1]

Une femme, âgée de quarante-huit ans, mère de plusieurs enfans, était atteinte un mois avant son entrée à l'institut polyclinique de l'université de Berlin, d'une fièvre tierce qu'elle avait négligée. Un jour, au commencement de l'accès, la malade tomba par terre avec perte de connaissance; elle revint cependant à elle-même au bout de quelques heures, mais elle se trouva paralysée.

Depuis cette époque les accès de fièvre n'étaient plus aussi réguliers qu'auparavant, et ne se terminaient plus par des sueurs, ni par des urines. Chaque jour la paralysie augmenta, et la fièvre prit le caractère d'une fièvre rémittente. Le 26 Avril la malade se trouva dans l'état suivant: le pouls était très-fréquent et petit, la peau sèche, aride et brûlante, l'urine pâle et sans sédiment; la malade éprouvait une grande soif.

La paralysie s'étendit sur toutes les fonctions soumises à la volonté. Les extrémités supérieures et inférieures étaient absolument sans sentiment et sans mouvement; les selles et les urines coulaient involontairement; la déglutition, les mouvemens de la langue et la respiration ne s'exécu-

---

1 *Ibid.* 1811, 6. *St. p.* 72.

taient qu'avec difficulté : il y avait blépharoptosis aux yeux, ce qui empêchait la vue.

La malade avait la connaissance d'elle-même, et répondit en bégayant, mais avec précision, à toutes les questions qu'on lui adressa.

La digestion était en bon état et la langue nette. La malade était assez robuste, sans être pléthorique.

On lui prescrivit une potion avec la racine de sénéga, de valériane, et les fleurs d'arnica, la liqueur anodine et l'esprit de sel ammoniac anisé, à prendre par cuillerées de deux en deux heures; et l'on fit faire des frictions avec le liniment volatil camphré uni à la teinture de cantharides. Le 25 l'état de la malade était encore le même. L'on fit quelques changemens dans les prescriptions, et à cause de la régularité des accès du soir, on lui administra le quinquina en substance avec des aromates.

Le 1.er Mai la malade témoigna une envie particulière pour le sommeil; l'appétit se perdit en partie; les extrémités inférieures s'atrophièrent. La malade était tourmentée par un asthme opiniâtre. Dans ces circonstances on lui administra le phosphore. On fit dissoudre deux grains de cette substance dans deux gros et demi d'éther sulfurique, pour en prendre quatre fois par jour vingt-cinq gouttes dans une décoction de salep. On appliqua des sinapismes sur différentes parties du corps.

Les effets extraordinaires de ce nouveau remède se manifestèrent déjà le 3. L'excrétion des urines et des selles ne se fit plus involontairement, et bientôt la malade sentit plus de force dans les extrémités supérieures; elle fut en état de porter elle-même une cuillerée de vin à la bouche. Les extrémités inférieures résistèrent un peu plus long-temps à l'action du remède; cependant la somnolence se perdit peu à peu, la transpiration s'établit, et bientôt elle fut en état de se traîner à quelques pas dans la chambre. Pendant sa maladie elle s'était écorchée la région de l'os sacrum; on employa avec succès un liniment composé d'huile de térébenthine, de camphre et d'esprit de sel ammoniac caustique.

La malade fut aussi incommodée par une constipation opiniâtre, qui céda à un lavement huileux et à une émulsion faite avec l'huile de pavot et la résine de jalap.

Le 13 la malade souffrit de nouveau de la constipation; le bas-ventre était tuméfié et douloureux au toucher, principalement dans la région des lombes; elle témoigna des envies de vomir: on ajouta aux remèdes ci-dessus encore un élixir apéritif, qui lâcha le ventre. Pendant ce temps le phosphore ne fut point oublié, mais on se vit dans le cas de le donner sous la forme d'une émulsion. Pour cet effet, on fit dissoudre deux grains de phosphore dans trois gros d'huile de pavot, et l'on fit ajouter quantité suffisante de gomme arabique et d'eau de fenouil, pour une émulsion de quatre onces. La dose était d'une cuillerée quatre fois par jour.

Le 14 Mai la malade se trouva beaucoup mieux et la parole fut plus facile.

Cependant l'asthme et le décubitus firent des progrès. C'est à cette époque que la malade fut négligée par ses gardes, et qu'elle ne reçut plus ses médicamens avec l'exactitude nécessaire.

La maladie resta stationnaire pendant quelque temps, mais bientôt elle fit des progrès: il s'y joignit des obstructions opiniâtres dans le bas-ventre; le mouvement des extrémités diminua visiblement, les forces s'épuisèrent, la fièvre devint continue, avec un pouls petit, extrêmement vîte et parfois intermittent; enfin la malade expira dans un accès d'asthme.

L'auteur de cette observation observe avec raison, que si cette personne se fût trouvée dans des circonstances plus favorables, elle eût été sauvée probablement.

Le professeur HUFELAND a communiqué, dans son Journal de médecine pratique, quelques observations sur l'usage interne du phosphore dans les fièvres intermittentes.

I.

Un homme âgé de trente-quatre ans, d'un tempérament atrabilaire et sujet à des obstructions du bas-ventre, fut atteint en 1808 d'une fièvre intermittente tierce, qui résista aux fébrifuges ordinaires. Au commencement de l'hiver de 1810 il entra dans l'institut clinique. Il était maigre et avait l'estomac délabré; les accès de fièvre étaient très-longs et très-douloureux, leur durée s'étendait jusqu'à dix-huit heures; ils ne débutaient pas par un frisson fort intense, mais par de légers frissons avec des douleurs rhumatismales insupportables, qui tourmentèrent le malade pendant deux à trois heures. Ce fut en vain qu'on employa le meilleur quinquina associé à l'opium, le quinquina factice de la pharmacie des pauvres, la belladona, etc. Au printemps on essaya l'extrait de chélidoine avec une addition de gayac. Ce remède changea le type de la fièvre; elle se convertit en quarte, et enfin elle se perdit après le second paroxisme, sans que cependant les douleurs rhumatismales se fussent entièrement dissipées. L'usage de ce remède ayant excité l'appétit, le malade se livra souvent à des excès dans le régime, et à la fin de l'été la fièvre le reprit trois mois après qu'elle avait cessé. Elle commença par être quotidienne et rhumatismale, comme il a été dit plus haut, mais bientôt elle se convertit en tierce. Ce fut alors qu'on lui opposa le phosphore. On fit dissoudre deux grains de cette substance dans deux gros d'huile de térebenthine, pour en prendre dix gouttes dans une tasse de thé de guimauve, quatre fois par jour. Ce remède procura des effets très-marqués. Déjà l'accès prochain ne fut plus accompagné de douleurs rhumatismales, et sa durée ne fut que de dix heures. L'accès subséquent parut deux heures plus tôt, et ce fut le dernier.

Il est à remarquer que, quoique le malade n'eût pris en tout que quatre grains de phosphore, il eut encore pendant quelque temps tous les jours deux selles très-fétides, et l'urine fut de couleur brune, et déposa un sédiment limoneux pendant une quinzaine de jours après avoir cessé l'usage du phosphore.

II.

Un domestique âgé de trente-neuf ans, d'un tempérament sanguin et disposé à la diathèse inflammatoire, était attaqué depuis dix-huit mois d'une fièvre d'accès, dont le type, originairement tierce, changea presque tous les mois. Cette fièvre, après avoir résisté pendant tout l'hiver à un traitement méthodique, céda enfin à la fin du printemps à l'extrait de chélidoine combiné à des stimulans volatils.

Quelque temps après, il fut pris d'une pleurésie

rhumatismale, qui fut combattue avec succès par des saignées et le mercure doux. Au bout de trois mois, après avoir fait un long voyage, et après avoir beaucoup marché dans un temps pluvieux, il fut repris de la fièvre d'accès. Cette fièvre avait déjà duré quelque temps avant son entrée à l'institut clinique. On lui prescrivit de suite le phosphore de la manière indiquée. L'accès prochain se déclara trois heures plus tard, et sa durée ne fut que de huit heures (de vingt-deux qu'elle était dans le commencement). Il a fallu sept grains de phosphore pour guérir radicalement cette fièvre.

GAULTIER-CLAUBRY.

C'est à M. GAULTIER-CLAUBRY que nous sommes redevables de plusieurs observations sur les bons effets de l'éther phosphoré dans la paralysie et l'atonie de la fibre avec infiltration. [1]

I.

Un homme de quarante ans, après une fièvre putride pendant laquelle il avait été saigné plusieurs fois, était tombé dans une faiblesse excessive; les jambes, les cuisses, le scrotum et la verge étaient infiltrés, les urines supprimées, le ventre tendu, le pouls petit. C'est dans ces circonstances que M. GAULTIER-CLAUBRY administra

1 Journ. gén. de médecine, par SEDILLOT; t. XVI, p. 6.

l'éther phosphoré à la dose de dix à quinze gouttes, dans de la tisane de chiendent. Dès le lendemain les symptômes commencèrent à diminuer, et le douzième jour le malade fut complètement guéri, après avoir pris cent dix-sept gouttes d'éther phosphoré.

II.

Une femme de cinquante-cinq ans, à la suite d'une fièvre putride, eut les jambes et les cuisses enflées, froides, et comme privées de tout mouvement, avec une faiblesse extrême. L'éther phosphoré fut employé de la même manière, et l'on fit aussi des frictions avec ce remède sur les jambes et les cuisses. La malade eut des évacuations abondantes par les selles et les urines. La chaleur et le mouvement des extrémités se rétablirent. Elle prit dans l'espace de douze jours cent vingt-huit gouttes d'éther phosphoré, indépendamment des frictions.

III.

Chez une petite fille âgée de trois ans et demi, qui était pâle, bouffie de la jambe droite, à la suite d'une fièvre putride, M. Gaultier-Claubry fit marcher ensemble les frictions et l'usage interne du phosphore, et ce remède, avec le sirop antiscorbutique et du quinquina, triompha de l'état désespéré de cet enfant.

LENTIN.

Le docteur LENTIN a fait usage avec succès de l'acide phosphorique dans la carie des os, comme d'un moyen qui remplace artificiellement le principe si essentiel à la solidité de ces organes, et que la maladie leur a fait perdre. Il a aussi essayé ce remède dans la phthisie purulente, où l'on pouvait supposer l'absence de ce même principe. [1]

I.

Une veuve sexagénaire, logeant dans la même chambre avec sa sœur, qui avait un ulcère cancéreux à la face, fut atteinte, peu de temps après la mort de cette dernière, d'une tumeur au cou; cette tumeur fut guérie, mais il en parut une autre au côté gauche de l'os frontal: elle était de mauvaise nature et tendait à la suppuration. Elle fut ouverte par l'instrument tranchant, et au lieu d'un pus louable, il en découla une sanie fétide; l'on soupçonna la carie de l'os. Le docteur LENTIN fit aussitôt usage de l'acide phosphorique; à cet effet, il appliqua des compresses trempées dans cet acide, affaibli de sept parties d'eau distillée: il renouvela le pansement deux fois par jour et couvrit le tout d'un plumasseau trempé dans cette même liqueur.

---

1 *Diss. de acido phosph. cariei ossium domitore. voy.* LENT. *Beytrag zur ausüb. Arzneywiss. t. II, p.* 139.

Intérieurement il donna l'assa fœtida avec l'extrait de ciguë. Déjà au bout de quelques jours les ulcères perdirent leur fétidité, la sanie ichoreuse changea graduellement de nature et prit le caractère d'une bonne suppuration; l'exfoliation se fit avec facilité, on vit paraître de nouvelles chairs, et bientôt l'ulcère se cicatrisa.

II.

A la suite de la petite vérole, il se forma chez un garçon un abcès entre la dernière vraie côte et la première fausse côte. Lorsque cet abcès fut ouvert, on découvrit une carie notable, qui répandait une odeur fétide insupportable. On employa l'acide phosphorique, tant extérieurement qu'à l'intérieur, et sous peu cet ulcère, qui présentait un mauvais aspect, fut parfaitement guéri. On avait consommé cinq onces de cet acide pour l'usage externe, et trois onces pour l'usage interne.

III.

Un militaire était attaqué depuis six mois de la phthisie pulmonaire, avec fièvre hectique et maigreur extrême. Le docteur Lentin lui fit prendre l'acide phosphorique à la dose de vingt-cinq gouttes dans de l'eau distillée, toutes les trois heures, et pour boisson ordinaire une solution de sucre de lait délayée dans beaucoup d'eau. Le malade ressentit promptement les bons effets de ce traitement; l'haleine perdit sa mauvaise odeur, la fièvre et l'expectoration se modérèrent, et le malade recouvra rapidement ses forces, au point qu'il se promena tous les jours dans la ville : mais la rougeole étant survenue, il périt.

LÜTZELBERGER.

Le docteur LÜTZELBERGER a publié des observations intéressantes sur l'usage interne de l'acide phosphorique dans les hémorrhagies passives (ou asthéniques), notamment dans celles de la matrice, lorsqu'elles sont suivies d'un épuisement total des forces vitales. [1]

Je me bornerai à l'observation suivante.

Madame de L...., d'une constitution faible et délicate, accoucha pour la sixième fois. L'accouchement fût très-facile et ne s'opéra que trop vîte. Le placenta suivit de près l'enfant, mais il fut accompagné d'une perte considérable de sang. A peine fut elle dans son lit, que l'hémorrhagie se renouvela insensiblement; on ne s'en aperçut que lorsque l'accouchée était prête à tomber en faiblesse, et qu'elle était pâle et entièrement refroidie.

---

1 HUFELAND, *Journ. der pract. Arzneyk. XXVI. Bd.* 1. *St. p.* 152.

Le docteur Lützelberger trouva à son arrivée le pouls très-petit, faible et fréquent; la matrice n'était pas encore tout-à-fait rentrée sur elle-même. Il employa de suite les moyens les plus appropriés, tant à l'intérieur qu'à l'extérieur, sous forme d'injections et de fomentations. Ce ne fut qu'avec beaucoup de peine qu'il parvint à arrêter le sang, qui cependant recommença à couler de temps en temps; néanmoins la malade se trouva assez bien pendant six jours, à la grande faiblesse près : à cette époque elle éprouva une vive frayeur, qui rappela de suite l'hémorrhagie, et cette perte fut suivie d'un épuisement total des forces, qui la menaçait de la mort.

Les meilleurs remèdes furent employés, mais sans succès. La prostration des forces augmenta à chaque instant: il ne fut pas possible d'arrêter le sang. La malade était d'une pâleur mortelle, le corps refroidi et couvert de sueurs froides; le pouls était tremblant et à peine sensible au toucher; la face hippocratique, l'ouie dure, la parole difficile; en un mot, elle était prête à expirer. Dans ces circonstances critiques, le docteur Lützelberger crut devoir employer le phosphore; il donna la préférence à l'acide phosphorique, comme à un moyen dont les élémens entrent dans la composition de notre corps, et comme à l'un des plus puissans excitans.

En conséquence il fit mettre de côté tous les autres remèdes et prescrivit ce qui suit :

℞. Acid. phosph. pur. dr. j ;
Aq. distill. . . . . . dr. iv ;
Syr. ceras. nigr. . . dr. ij.
M. D.

La dose était de dix gouttes tous les quarts d'heure. Le médecin ne quitta pas le lit de la malade, afin d'observer exactement ce qui se passait. Déjà après la troisième dose il observa que le corps parut se réchauffer un peu, et que les sueurs froides et visqueuses parurent diminuer.

Un quart d'heure après, il donna quinze gouttes. Bientôt la malade commença à se ranimer; elle ouvrit les yeux, le pouls se releva sensiblement, la chaleur se répandit de plus en plus sur toute la surface du corps. Il répéta cette même dose, les symptômes s'améliorèrent, l'hémorrhagie s'arrêta, et la malade se livra aux douceurs du sommeil.

Pendant ce sommeil, qui dura au-delà d'une heure, elle reposa tranquillement; la respiration était libre. A son réveil, elle se retourna avec facilité, et dit d'une voix assez forte : ah, que je me sens du bien !

Il continua encore l'acide phosphorique à la dose de vingt gouttes toutes les heures, et il eut la satisfaction de voir se rétablir une malade que tout le monde croyait perdue sans ressource. Il termina le traitement par une décoction de quinquina, à laquelle il fit ajouter de l'acide phosphorique.

HANDEL.

Le docteur HANDEL a constaté l'efficacité du phosphore dans l'épilepsie [1]. Il cite l'exemple d'une jeune demoiselle de seize ans, d'une constitution délicate et d'un caractère très-irascible. Le moindre accident excitait en elle des cardialgies, des coliques violentes, auxquelles succédaient des convulsions épileptiques. On avait inutilement tenté tous les moyens. Un jour qu'elle sentait déjà les avant-coureurs de l'accès, au lieu de faire usage d'une infusion de menthe poivrée, qui la soulageait toujours beaucoup, elle se méprit et but par mégarde environ une once de l'eau d'une fiole qui contenait du phosphore, dont son frère se servait pour des expériences physiques. Cet accident fit manquer le paroxisme.

Le docteur HANDEL jugea par induction que le phosphore pourrait peut-être guérir cette maladie. Il s'empressa de l'administrer, et le prescrivit de la manière suivante :

℞. Phosphor. . . . . gr. ij ;
Solv. in ol. hyosciam.
(A fol. huj. plant. c. ol. oliv. infus. par. $\frac{1}{2}$ unc.)
Adm.
Extract. chamom. è tot. plant.
Aq. menth. piper. aa. . . . . unc. ij.
D. S.

A prendre par cuillerées de deux en deux heures.

---

1 HUFELAND, *Journ. der pract. Heilk. VII. Bd.* 3. *St. p.* 110.

La malade, après avoir fait usage pendant deux mois de cette potion en observant un régime convenable, eut le plaisir de se voir délivrée d'une maladie qui lui rendait la vie odieuse.

REMER.

Le professeur REMER, à Kœnigsberg, a publié l'histoire d'un typhus parvenu au plus haut degré d'intensité, et guéri par l'usage du phosphore.[1]

A la fin du mois d'Avril 1805, le nommé K., valet de chambre, âgé de vingt-quatre ans, d'une constitution forte et robuste, ayant été atteint d'une fièvre intermittente tierce, accompagnée de douleurs dans la poitrine, dont il ne savait attribuer la cause qu'à un refroidissement violent et à une chute de cheval, tâcha dans le commencement de combattre cette fièvre par la gelée animale, suivant GAUTIERI; il employa aussi l'opium, le camphre et d'autres excitans, selon la méthode de MARCUS, mais absolument sans succès : la maladie fit des progrès rapides et se changea en double tierce. On consulta un médecin, qui ordonna le quinquina en substance; mais bientôt la fièvre changea de type et devint continue. Le médecin déclara la maladie pour une affection hypocon-

---

1 HUFELAND, *Journ. der pract. Heilkunde*, 1809, *II. Band*, 7. *St. p.* 17.

driaque, et la combattit par la terre foliée de tartre, le nitre, l'esprit de nitre dulcifié, et autres remèdes, qui ne firent qu'empirer l'état du malade. Dans la nuit du 7 Septembre il fut pris d'un délire violent, de convulsions et de vomissemens de sang.

Dans ces circonstances on réclama les soins du professeur Remer.

A sa première visite, il trouva le malade pâle et étendu dans son lit avec de légers délires, et des tremblemens dans les mains et les genoux: la peau était brûlante au toucher.

Il toussait continuellement et fit connaître qu'il souffrait de la poitrine: ses crachats étaient teints de sang; il suait beaucoup, urinait peu, et n'allait pas à la selle; il était très-inquiet; son pouls était très-fréquent (cent vingt-six pulsations par minute), petit, dur, et fuyait sous le doigt.

Le professeur Remer conçut peu d'espoir de le guérir, d'autant plus qu'il apprit que le moral du malade était affecté par l'effet d'un amour malheureux.

Il commença par lui prescrire une potion avec l'eau de menthe poivrée, l'esprit de sel ammoniac anisé, l'éther sulfurique et le sirop commun, à prendre par cuillerées d'heure en heure, et pour boisson, une limonade vineuse, du thé, avec du vin, du bouillon, etc.

Mais le malade n'avait pas encore pris ces remèdes, lorsqu'il survint un nouveau vomissement de sang très-violent, et immédiatement après il rendit aussi du sang par l'anus : dès ce moment ses forces s'épuisèrent visiblement. Le professeur REMER lui prescrivit une potion composée d'acide sulfurique affaibli, de laudanum, d'eau de cannelle et de sirop de framboise, à prendre par cuillerées alternativement avec la potion précédente. Il fit frotter le bas-ventre avec de l'eau de Cologne, et fit donner des lavemens avec une infusion de sureau et d'amidon, afin d'éviter la diarrhée.

Le lendemain 8 Septembre, vingt-deuxième jour de la maladie, le malade ne vomissait plus de sang, mais il rendait les médicamens : les autres symptômes étaient encore les mêmes. Le médecin fit appliquer des sinapismes aux jambes ; il fit frotter le bas-ventre avec du baume du Pérou dissous dans l'alcool, et donna intérieurement le camphre à petites doses, l'éther sulfurique, l'ammoniaque, le vin, etc.

Le 9, le bas-ventre était couvert de pétéchies ; le malade était dans un état de stupeur extrême, avec délire ; il avait des déjections involontaires, fétides et noirâtres : il vomissait toujours les médicamens.

L'intérieur de la bouche était noirâtre, la peau

brûlante, avec des sueurs visqueuses, le pouls très-fréquent, petit, faible.

Les sinapismes avaient fortement rougi la peau; mais le malade n'en avait éprouvé aucune douleur.

Le professeur REMER prescrivit une potion avec la serpentaire, l'éther sulfurique, le camphre et le sirop, à prendre alternativement avec une autre, composée d'esprit de sel ammoniac caustique, de laudanum, d'eau de cannelle vineuse, et de sirop de menthe.

Mais en vain; ces remèdes n'apportèrent aucun changement dans l'état du malade.

Le 10, la potion avec la serpentaire fut changée contre une autre avec le musc, la gomme arabique, l'eau de menthe poivrée spiritueuse, l'éther sulfurique et le sirop d'orgeat. On continua celle avec l'ammoniaque, que le malade ne rejetait pas.

Le 11 Septembre le malade était prêt à expirer. L'œil était éteint, la mâchoire inférieure paralysée, les extrémités refroidies et tremblantes, les excrétions sanguinolentes et involontaires; la respiration stertoreuse, la face hippocratique, les pétéchies en plus grand nombre. Le malade répandait une odeur cadavéreuse et s'enfonçait dans son lit. Le médecin avait perdu tout l'espoir, et ce ne fut que sur les sollicitations réitérées des assistans, de ne pas abandonner le malade, qu'il résolut d'employer encore le phosphore; mais il présagea la mort du malade pour le soir.

Voici qu'elle était sa manière de prescrire le phosphore :

℞. Phosph. pulv. gr. viij;
G. arab.
Ol. papav.
Aq. cinnam. vinos.
Syr. amygd. aa. unc. j.
M. S.

A prendre une cuillerée toutes les heures.[1]

Ce remède fit changer la scène. Déjà les premières doses, que le malade pouvait à peine avaler, augmentèrent l'activité dans toutes les fonctions de l'organisme. Les déjections cessèrent d'être involontaires; la force musculaire parut augmentée; les extrémités se réchauffèrent; la face s'anima.

Le 12 Septembre le malade recommença à délirer, ce qui parut d'un bon augure. On répéta la même potion avec le phosphore, et on la continua de la même manière.

Le 13 Septembre il reprit connaissance; il reconnut son médecin et s'efforça de le saluer; il voulut lui parler, mais le délire l'en empêcha.

---

1 Cette dose me paraît extraordinairement forte, et j'avoue que je n'oserais jamais la prescrire. Si les accidens malheureux n'arrivent pas toujours, ils sont au moins toujours à craindre, ainsi que le remarque fort bien M. le professeur Lauth, à la fin de son Mémoire cité.

Les symptômes dangereux se perdirent pendant les trois jours du 14 au 16.

Le malade avait alors consommé quarante grains de phosphore. L'épuisement des forces était encore très-considérable. Le médecin voulut y remédier par des teintures amères et spiritueuses, mais le malade les rendit de suite par le vomissement; de manière qu'il se vit forcé de passer immédiatement de l'usage du phosphore à celui du vin et d'une nourriture animale, qui acheva de le rétablir en peu de temps.

Les pieds étaient encore enflés, suite de la grande faiblesse; mais ce symptôme se dissipa bientôt par l'usage d'une bande compressive.

LOEBELSTEIN-LOEBEL.

Personne n'a fait dans ces derniers temps des recherches plus approfondies et des expériences plus exactes avec le phosphore que le docteur LOEBELSTEIN-LOEBEL, professeur en médecine à Jéna.

Ce savant n'a craint aucune peine ni aucun sacrifice pour parvenir à un résultat certain.

Il a fourni gratuitement aux malades indigens les remèdes et les médicamens dont ils avaient besoin, et a noté avec soin l'état de l'atmosphère et tout ce qui pouvait avoir une influence directe sur la marche de la maladie.

Ses observations peuvent servir de modèle; elles sont tracées avec une grande précision et une sagacité peu commune.

J'en ai choisi trois pour faire partie de cette collection. Dans la première il s'agit d'une goutte sereine; dans la seconde, d'une manie, et dans la troisième, d'une céphalalgie opiniâtre : elles ont été toutes trois complétement guéries par le phosphore. Le docteur LOEBELSTEIN-LOEBEL fait lui-même l'objet de la troisième observation.

I.

Observation d'une goutte sereine complétement guérie par le phosphore.[1]

Jean K., âgé de dix-neuf ans, collaborateur du maître d'école d'un village près de Naumbourg, en Saxe, ayant toujours joui d'une bonne santé, fut attaqué d'une céphalalgie violente, après s'être beaucoup fatigué et échauffé aux travaux de la moisson en 1805.

La douleur avait son siége principal dans le front, et s'étendait jusque dans les yeux, qui étaient rouges et enflammés. Cette maladie cependant ne l'empêchait pas de continuer l'enseignement. Il fit usage pendant quelques semaines de plusieurs remèdes domestiques, qui lui avaient été conseillés, mais il n'en éprouva aucun soulagement;

1 HORN's *Archiv für med. Erfahr.* 1811, *II. Band*, *p.* 408.

c'est ce qui l'engagea à s'adresser à un homme du voisinage, qui excitait l'admiration du peuple par ses cures sympathiques.

Ce charlatan le purgea violemment et le fit vomir à plusieurs reprises; il lui conseilla aussi de dissoudre de la fiente de vache dans sa propre urine, et de s'en laver les yeux.

Le malade exécuta scrupuleusement tout ce que le charlatan lui avait indiqué.

Ces lotions parurent d'abord le soulager; mais peu de temps après les douleurs dans les yeux augmentèrent, et ces organes devinrent si sensibles à la lumière, que le malade était obligé de se mettre dans un coin de sa chambre, le chapeau enfoncé dans la tête. Dans ces circonstances, on lui recommanda un curé qui, sous les apparences de la charité chrétienne, s'occupe à traiter les maladies des yeux, et se fait payer comme un Turc.

Cet homme, après avoir examiné le malade, lui remit un onguent pour les yeux, mais qui n'eut pas plus de succès que les remèdes précédens. Les yeux lui démangeaient beaucoup, et il en coula une humeur âcre; les paupières s'agglutinaient pendant la nuit.

Tel était son état au mois d'Octobre 1806, lorsque les Français, après la bataille de Jéna, pénétrèrent en Saxe. A cette occasion il se trouva dans la nécessité de passer une huitaine de jours dans une forêt, presque nu et n'ayant que très-peu de nourriture.

Le froid, l'humidité, la frayeur, l'inquiétude, la faim, le défaut de sommeil, toutes ces causes réunies produisirent un effet très-nuisible sur les yeux, et sur tout l'organisme en général. La douleur devint insupportable, et il s'y joignit une diarrhée avec fièvre hectique.

Il resta dans cet état déplorable jusqu'au 10 Novembre 1806, époque où il fut conduit par son père, vieillard de soixante-dix-sept ans, auprès du docteur LOEBELSTEIN, pour réclamer ses soins. Ce malheureux père dit au docteur, les larmes aux yeux, qu'il se verrait réduit à périr de misère, si la vue ne pouvait être rendue à son fils.

Le médecin, après avoir examiné le malade, trouva les tarses des paupières tuméfiés, très-rouges et douloureux; les cils étaient la plupart tombés par la suppuration; la conjonctive était couverte de petits ulcères, et à peine pouvait-on la distinguer de la cornée. L'œil ressemblait à une masse charnue rouge, parsemée de taches blanches; on ne pouvait reconnaître ni la pupille, ni l'iris. Le malade se plaignit d'une douleur brûlante dans les yeux : il ne distinguait aucun objet; la différence du jour et de la nuit lui était à peine sensible. L'humeur âcre qui découlait des yeux lui avait excorié les joues.

Il était très-affaibli; le pouls était petit, concentré, la voix tremblante : il n'avait point d'appétit.

Tel était l'ensemble des symptômes que présentait le malade. On voit qu'outre l'affection locale des yeux, il y avait aussi affection générale de tout l'organisme.

Le médecin lui ordonna en conséquence une nourriture restaurante, et pour boisson une décoction d'écorces d'oranges. Il lui prescrivit aussi une décoction de racine de columbe avec l'eau de cannelle, la teinture thébaïque et le sirop d'absinthe, à prendre par cuillerées toutes les deux heures.

Il fit faire des frictions sur le bas-ventre, avec l'esprit de lavande, l'esprit de menthe, la teinture de macis et la teinture thébaïque.

Pour mettre des bornes à l'ophthalmie, et pour détruire les ulcères fongueux de la cornée, il fit usage d'un onguent composé de beurre frais, de mercure précipité rouge, de camphre et d'extrait de quinquina. Le malade en frotta doucement les yeux matin et soir, en usant chaque fois la grosseur d'une lentille. Les excoriations des joues furent lavées et pansées avec une décoction concentrée de racine de bardane. Enfin, le malade était obligé d'éviter l'usage du fromage, des alimens salés, du porc et des farineux. L'eau-de-vie et la bière lui étaient également défendues.

Au 13 Novembre le malade se trouva beaucoup mieux. Son teint était plus animé, les excoriations des joues étaient guéries, les tensions et les douleurs dans les yeux avaient cessé; les paupières et les tarses étaient moins enflammés; les ulcères de la sclérotique et de la cornée étaient la plupart guéris; l'écoulement avait diminué; la diarrhée et la fièvre avaient également cessé; l'appétit commença à se manifester, etc. : mais la vue n'était point encore rétablie.

Le malade continua les mêmes remèdes jusqu'au 19, où il se trouva parfaitement bien, pour ce qui regarde l'affection interne. Sa maladie se bornait simplement encore à l'affection locale des yeux; affection qui s'était cependant beaucoup améliorée depuis : car l'inflammation avait considérablement diminué, les petits ulcères avaient presque entièrement disparu; on pouvait distinguer la cornée de l'albuginée. L'iris et la pupille paraissaient sortir d'un nuage épais; mais la cornée était toujours encore trouble et le malade ne voyait goutte; il ne pouvait pas même distinguer une chandelle allumée qu'on lui tenait devant les yeux dans une chambre obscure.

Le médecin fit continuer l'onguent cité plus haut, et il lui prescrivit une décoction de cascarille avec l'eau de cannelle, la teinture d'écorces d'oranges et la teinture aromatique, pour en prendre une cuillerée toutes les trois heures. Il fit frotter aussi le bas-ventre matin et soir avec l'esprit de lavande composé.

L'état du malade s'améliora de jour en jour; au 9 Décembre les yeux n'étaient plus enflammés; on distinguait facilement l'iris de la pupille; l'albuginée était intacte et d'une blancheur d'albâtre; la cornée avait repris sa transparence : le malade présentait de beaux yeux bleus, et la pupille paraissait d'un noir très-foncé; elle était ronde et dilatée.

En frottant l'œil, l'iris ne se contracta point et le malade ne vit pas plus qu'au commencement de sa maladie; ce qui fit présumer l'existence de la goutte sereine, produite sans doute par une grande faiblesse, ou par la paralysie du nerf optique.

D'après cela, le médecin prescrivit au malade une infusion concentrée de valériane avec l'éther sulfurique, pour en prendre deux cuillerées toutes les trois heures; il fit frotter les paupières, les joues, le nez et le front, avec l'esprit de menthe, la teinture de cantharides et le baume de vie de Hoffmann : mais la goutte sereine subsistait toujours. Dans les mois de Janvier et de Février 1807, le malade prit la valériane en substance, associée au camphre, et fit des frictions avec l'esprit de sel ammoniac caustique, l'huile distillée de menthe

5

poivrée, l'esprit de menthe et la teinture de cantharides.

Aucun changement dans son état à la fin de Février.

Le malade fit usage ensuite d'une décoction concentrée de quinquina avec la teinture aromatique, et extérieurement, des vapeurs ammoniacales recommandées par RICHTER et SCARPA. Il prit la limaille de fer avec la cannelle en substance, les pilules fondantes de RICHTER, composées de galbanum, de sagapenum, de savon, de rhubarbe, de tartre stibié et de suc de réglisse, et autres remèdes que le médecin lui procura gratis (car les moyens du malade ne lui permettaient pas de faire face à cette dépense); mais ils furent toujours sans succès.

Dégoûté des remèdes, il était décidé de ne plus rien prendre; ce ne fut qu'avec beaucoup de peine que le médecin lui persuada d'essayer encore un remède dont il n'avait pas encore fait usage : ce remède était le phosphore. Il le prescrivit de la manière suivante :

℞. Phosphor. urin. . . . . gr. iij.
Solv. in napht. vitriol. . . . $\frac{1}{2}$ unc.
Ad. ol. valer. distill. . . . $\frac{1}{2}$ scrup.
M. D. S.

Pour en prendre 25 gouttes toutes les trois heures pendant les trois premiers jours, augmenter graduellement la dose tous les trois jours, et la porter jusqu'à 60 gouttes.

Le malade prit en outre tous les deux jours un bain tiède avec des herbes aromatiques, et observa un régime convenable.

A peine avait-il fait usage pendant douze jours de ce remède, qu'il distinguait beaucoup mieux la clarté du soleil qu'auparavant, et que le jour lui paraissait moins obscur que la nuit; mais il n'était pas encore en état de distinguer les objets.

Il continua toujours le phosphore, ainsi que les bains, et bientôt il sentit une démangeaison, ou plutôt un chatouillement, dans les paupières et dans le globe même de l'œil, mais sans qu'elle fût accompagnée de douleurs.

Un jour il outrepassa même les prescriptions du médecin et poussa la dose jusqu'à soixante-dix et soixante-quinze gouttes toutes les trois heures. Mais cette augmentation de la dose, loin de nuire, produisit les plus heureux effets sur ses yeux, et dès ce moment il commença à distinguer les objets, qui lui parurent enveloppés d'un crêpe noire. Il ne pouvait pas encore distinguer les couleurs; en frottant légèrement la pupille, on vit qu'elle entrait en contraction. La joie et l'espoir de recevoir bientôt la vue firent une impression très-favorable sur le système nerveux, et ne contribuèrent pas peu à sa guérison : la solution phosphorée fut toujours continuée; mais le malade n'en prit que soixante-quinze gouttes trois fois par jour.

Il continua aussi les frictions et les bains. Au bout de douze jours, le malade vint visiter son médecin tout seul. La vue était rétablie, les objets lui paraissaient plus grands qu'ils n'étaient naturellement. Le médecin lui recommanda de se promener souvent sur des prés couverts de verdure, pour fortifier la vue. On cessa l'usage du phosphore, et le traitement fut terminé par un vin amer. Au mois de Mai il reprit ses fonctions d'instituteur, et se trouva parfaitement guéri.

Cette cure remarquable fait honneur, sans contredit, au médecin sensible et bienfaisant qui la dirigea; elle l'obligea à beaucoup de sacrifices et mit sa patience à l'épreuve: mais rien ne surpasse la douce jouissance qu'il goûta d'avoir rendu à un malheureux le plus bel organe des sens, d'autant plus que beaucoup de médecins habiles des environs avaient douté de la possibilité de la guérison de cet individu.

II.

Observation d'une manie guérie par le phosphore.

La femme d'un tanneur, âgée de quarante-cinq ans, d'une structure maigre, mère de quatre enfans, et n'ayant jamais été malade, après avoir injustement perdu un procès contre son propre frère, qui la trompait d'une manière indigne, s'en affecta au point qu'elle ne fit que rêver et pleurer sans cesse : elle ne mangea plus; le sommeil fuya sa paupière; elle était triste, mélancolique et devint excessivement maigre. Elle resta six mois dans cet état, lorsque tout d'un coup, le 8 Juillet 1808, elle commença à être très-gaie; elle dansa dans sa chambre et mangea avec appétit. Ce phénomène cependant ne dura que jusqu'au lendemain, où la mélancolie prit le dessus.

Le 12, sans aucune cause déterminante, elle devint tout d'un coup furieuse; elle s'arracha les habits, elle voulut mordre et assassiner tout le monde : plusieurs hommes étaient obligés de la retenir.

C'est alors que le docteur Lœbelstein-Lœbel fut appelé auprès d'elle. Il parvint à la calmer par la douceur, et l'ayant ensuite examinée, il lui trouva la face pâle, les yeux étincelans, les lèvres blanches : la langue, qu'elle sortit souvent de la bouche, était couverte d'un mucus blanchâtre; le pouls était très-petit et fréquent; elle était très-inquiète, elle tremblait de tout le corps, et se plaignait de lassitudes et de douleurs de tête violentes; elle ne voulait ni boire ni manger. Pendant que le médecin l'examinait, elle entra de nouveau en fureur, et il ne fut pas possible de la calmer.

En réfléchissant sur toutes les circonstances qui avaient précédé cette maladie, et en prenant en considération la mauvaise nourriture, son profond chagrin et d'autres puissances affaiblissantes, le docteur LOEBELSTEIN-LOEBEL, au lieu de commencer le traitement par des saignées, des purgatifs, des vomitifs, ou des coups de baton, tâcha de tranquilliser la malade par la douceur et la voie de la persuasion, en même temps qu'il fit usage de la méthode excitante. Pour cet effet, il prescrivit une infusion d'arnica avec l'éther sulfurique, à prendre par cuillerées, alternativement avec des poudres de camphre et de sucre, et fit faire des fomentations vineuses et aromatiques sur la tête.

Du 13 au 15 il n'y eut aucun changement dans l'état de la malade. Elle continua les mêmes remèdes, en augmentant seulement la dose du camphre, ce qui la fit dormir quelques heures pendant la nuit; mais à son réveil elle entra de suite en fureur. Elle ne prit d'autre nourriture qu'un biscuit trempé dans du vin, avec du thé de camomille.

Malgré la chaleur de la saison, elle se plaignit de froid : ses extrémités étaient refroidies.

Elle fut encore dans le même état le 20 Juillet; le pouls était petit, la fureur extrême. On lui appliqua alors des sinapismes aux jambes, pour faire la dérivation de la tête, et on lui rasa sa chevelure, pour lui laver la tête plusieurs fois par jour avec la liqueur anodine. Le docteur LOEBEL-

STEIN-LOEBEL lui prescrivit aussi une potion composée de quatre onces d'une décoction d'ellébore noir avec un gros de teinture de pomme épineuse; et une once de sirop d'écorces d'oranges, à prendre par cuillerées, alternativement avec des poudres de camphre et de sucre, dont chaque dose était de dix grains. Ces remèdes la calmèrent et parurent dissiper l'aliénation mentale, car le 23 elle était tranquille et raisonnable; elle avait mieux dormi et plus long-temps que précédemment; les accès de fureur étaient moins fréquens et moins longs; les maux de tête avaient cessé, le pouls s'était un peu relevé : elle gagna un peu d'appétit et but du vin.

Elle alla toujours de mieux en mieux jusqu'au 27, où elle eut un nouvel accès de fureur des plus forts. Son pouls était extrêmement fréquent et petit, sa langue était blanche; elle ne prit absolument aucune nourriture, ni médicamens. Elle déchira ses habits, gratta le mur avec ses ongles et mordit ses gardes. Le médecin fit tous ses efforts pour la calmer, mais en vain; sa fureur ne diminua point.

Le 28 son état était encore le même. Comme il était impossible de lui faire avaler des médicamens, le médecin la fit mettre dans un bain tiède, et lui fit tomber, d'une certaine hauteur, de l'éther sulfurique sur le sommet de la tête, et cela trois fois par jour : ce dernier moyen fit cesser la fureur pour quelques heures, et la malade se trouva alors très-épuisée et tremblant de faiblesse. Cependant elle ne voulait rien prendre encore, croyant que tout ce qu'on lui donnait était du poison. Enfin, elle prit cependant de l'eau de riz, avec du vin, qu'elle but avec plaisir, ainsi que du bouillon de veau; mais les accès se répétaient toujours.

Le 6 Juillet le médecin la visita au moment où l'accès venait de la quitter : elle était bien disposée, mais très-affaiblie, et se plaignait de crampes dans les jambes, dans les bras et dans les mains.

Le médecin lui persuada de prendre des remèdes pour être bientôt guérie; elle le promit et le pria même de lui en prescrire. Aussitôt il prescrivit trois grains de phosphore, qu'il fit dissoudre dans une demi-once d'éther sulfurique, avec un demi-scrupule d'huile distillée de girofles, à prendre vingt à trente gouttes sur du sucre toutes les deux heures. Il fit continuer les bains et les douches.

Du 7 au 10, aucun changement dans son état. On augmenta alors la dose du phosphore, en faisant dissoudre quatre grains dans une demi-once d'éther, avec la même quantité d'huile de girofles: la malade en prit trente gouttes toutes les trois heures.

Le 11 elle était plus gaie qu'à l'ordinaire; le pouls était plus développé; elle avait sué dans la nuit ; l'urine était d'un jaune-citron et déposait un sédiment blanc ; les crampes avaient cessé, les accès avaient beaucoup diminué d'intensité. Elle continua l'éther phosphoré, en augmentant la dose de cinq gouttes.

Le 13 elle en prit quarante.

Du 14 au 16, aucun changement ; les accès de fureur se répétaient toujours ; le pouls avait soixante-une pulsations par minute. Dans des momens libres elle se trouvait très-affaiblie et timide.

Le 17 elle sua copieusement, et sa sueur sentit l'ail et le soufre : le pouls présentait soixante-huit pulsations. On poussa la dose de l'éther phosphoré à cinquante gouttes.

Le 18 la malade était de bonne humeur et sans accès.

Le 19 elle était contente et mangeait avec appétit ; le pouls avait soixante-douze pulsations ; la tête était libre : mais à quatre heures du soir la fureur la reprit et dura jusqu'à dix heures.

Le 20, la dose de ce remède fut portée à soixante-dix gouttes.

Le 21, la malade était levée et parlait très-raisonnablement : elle se sentit très-fortifiée. L'urine avait un sédiment rouge, et répandait une odeur de soufre et d'ail. Le pouls marquait soixante-douze.

A une heure après midi, elle eut un nouvel accès de fureur, mais qui ne dura qu'une heure environ, et elle ne se sentit plus fatiguée après l'accès, comme précédemment.

L'éther phosphoré fut donné à la dose de quatre-vingts gouttes le 22 et le 23; les accès s'étaient encore répétés, mais ils avaient été de courte durée.

Le 24 le pouls était à soixante-quinze; la malade était très-raisonnable, mais sa mémoire était fort-affaiblie; elle ne se rappelait plus ce qu'elle avait dit une demi-heure auparavant : au reste, elle avait de l'appétit et reprenait des forces. Cependant les accès de fureur ne voulaient point cesser. La dose de l'éther phosphoré fut portée à quatre-vingt-cinq gouttes, trois fois par jour : on continua aussi les frictions spiritueuses sur la tête, et les bains aromatiques.

Le 25 l'accès avait manqué, elle n'avait éprouvé à sa place qu'un frisson qui l'avait obligée de se mettre au lit; mais il ne dura qu'une demi-heure, et la tête resta libre.

Le 26 et le 27 elle fut levée toute la journée; elle était très-raisonnable, il ne lui restait qu'un sentiment de faiblesse; elle mangeait avec appétit; son regard n'était plus égaré.

Le médecin cessa l'usage du phosphore, et le remplaça par une infusion de valériane avec l'éther sulfurique; il lui fit prendre aussi une poudre aromatique, composée de vanille, de cannelle et de sucre blanc. La malade se promenait tous les jours deux fois pour prendre l'air.

Au 3 Août elle se trouva parfaitement guérie; elle reprit ses occupations domestiques, et depuis ce temps elle n'a pas eu la moindre atteinte de sa maladie.

III.

Observation d'une céphalalgie opiniâtre guérie par le phosphore.

Le professeur LŒBELSTEIN-LŒBEL a éprouvé les bons effets du phosphore sur lui-même, dans une céphalalgie opiniâtre dont il était atteint. En voici les détails tels qu'il les a communiqués dans le Journal de médecine pratique du professeur HORN. [1]

En 1805, à la suite d'un refroidissement violent, le docteur LŒBELSTEIN-LŒBEL fut atteint de la goutte; mais au bout de six semaines il se rétablit et reprit ses occupations ordinaires. Il continua à jouir d'une bonne santé pendant deux ans, à l'exception d'une céphalalgie violente dont il fut quelquefois pris, et qui l'obligeait de garder le lit toute la journée. Il attribua d'abord cette maladie à une débilité de l'estomac, aux veilles prolongées, à des alimens indigestes; car elle était souvent accompagnée de vomissemens, qui paraissaient le soulager.

Mais il vit bientôt qu'elle tenait à une autre

---

1 HORN's *Archiv für med. Erfahr.* 1811. *II. Band*, *p.* 399.

cause; car la douleur parut souvent sans qu'il eût commis le moindre excès. Elle ne se borna pas à une seule place, mais elle changea à chaque accès: tantôt elle avait son siége dans le front, tantôt dans l'occiput. La partie était ordinairement tuméfiée et extrêmement sensible au plus léger toucher. Il lui était absolument impossible de se livrer à aucun travail d'esprit. L'œil gauche se trouvait sympathiquement affecté, et l'empêchait de distinguer les objets; cependant cet organe n'était point enflammé, et la pupille se contractait lorsqu'on la frottait doucement. D'après cela, le docteur Loebel-Stein-Löebel crut reconnaître dans sa maladie une céphalalgie goutteuse. En conséquence il se fit des frictions spiritueuses sur la tête, et intérieurement il prit une infusion de calamus aromaticus avec la teinture de gayac et la teinture d'opium.

Il observa un régime convenable et évita les fatigues et la contention d'esprit; il prit souvent des bains tièdes: cependant la céphalalgie reparut. Il consulta ensuite des médecins expérimentés, de ses amis, qui lui conseillèrent différens remèdes, dont il fit usage. La céphalalgie le quitta souvent pendant dix à quinze jours, mais elle revenait inopinément et avec plus d'intensité: insensiblement la maladie fit des progrès, les accès se renouvelèrent plus souvent et durèrent plus long-temps. A la fin ils se déclarèrent tous les deux jours; ils étaient accompagnés d'étouffemens, de lassitudes dans les membres; le malade était de mauvaise humeur et mélancolique; le pouls était très-lent et petit, et n'avait que quarante-cinq pulsations par minute; les urines étaient pâles, limpides et d'une odeur fade et désagréable. L'appétit, qui se soutenait pendant les jours libres, était absolument perdu le jour de l'accès; il y avait même dégoût pour les alimens: le malade était inquiet, craintif; il éprouvait beaucoup de soif, etc.

Les médicamens les plus appropriés n'ayant produit aucun changement à son état, il résolut enfin de tenter l'usage du phosphore. En conséquence il fit dissoudre quatre grains de cette substance dans une demi-once d'éther sulfurique, et il fit ajouter un demi-scrupule d'huile distillée de girofles. Il en prit vingt à vingt-cinq gouttes toutes les deux heures. Déjà après la troisième dose il sentit une chaleur agréable se répandre sur tout le corps. Il était obligé d'uriner plus souvent qu'à l'ordinaire; le pouls se releva; la tristesse et la mélancolie firent place à la gaîté et à une humeur joviale: la douleur gravative se changea en une douleur sourde; il commença à suer à la tête et à transpirer au reste du corps. Il passa une bonne nuit, et le lendemain matin à son réveil il se sentit un bien-être inexprimable. La tête était libre, les douleurs et les lassitudes avaient disparu, l'appétit s'annonça, etc.

Il continua encore l'éther phosphoré à la dose de vingt-cinq gouttes sur un petit morceau de sucre, toutes les trois heures, et s'en trouva parfaitement bien.

Six semaines environ après cette heureuse époque, le docteur LOEBELSTEIN-LOEBEL fut appelé à la campagne pour un accouchement laborieux ; c'était le 16 Janvier 1805. Le temps avait été jusqu'alors pluvieux avec des vents d'ouest, mais le 16 Janvier le vent changea tout d'un coup et souffla de l'est; l'air était sec, et au bout de trois heures il survint un froid intense. Ce changement subit de l'atmosphère exerça une influence nuisible sur la santé du docteur. A son retour il fut saisi d'un frisson violent, semblable à celui d'une fièvre d'accès, avec des malaises et des lassitudes, et l'ancienne céphalalgie reparut.

Sans hésiter, il prit de nouveau l'éther phosphoré à la dose de trente gouttes sur du sucre. Après cette première dose, il ne sentit que de la chaleur sur tout le corps, sans que la céphalalgie diminuât. Il répéta la même dose au bout de deux heures ; bientôt il fut pris de sommeil et dormit tranquillement depuis trois heures de l'après-midi jusqu'à huit heures du soir. A son réveil la céphalalgie était entièrement dissipée ; il avait copieusement sué, sa tête était libre, il avait de l'appétit et ne se sentait plus malade : un quart d'heure après il urina, et son urine était très-rouge, sans nuages, et avait une odeur de soufre; au bout de deux heures elle déposa un sédiment blanc, épais et muqueux. Il prit encore vingt-cinq gouttes d'éther phosphoré. La nuit du 16 au 17 fut tranquille, et le lendemain matin il se trouva parfaitement rétabli. Il continua cependant ce remède jusqu'au 29 Janvier, à la dose de vingt-cinq gouttes toutes les deux heures, et pendant ce temps il n'éprouva pas la moindre atteinte de sa maladie. Il termina son traitement par une décoction de quinquina avec la liqueur anodine. Au premier de Février il sortit pour visiter ses malades, et depuis ce temps sa santé s'est toujours soutenue.

Observations de l'Auteur.

Si j'ai osé imiter l'exemple des auteurs célèbres dont je viens d'exposer les observations, c'est que j'ai voulu me convaincre par moi-même de la vérité de leurs assertions.

Dans les observations qui suivent, le phosphore a triomphé de diverses affections morbifiques qui avaient long-temps résisté aux remèdes les plus efficaces.

J'ai constamment employé l'éther phosphoré, et je ne l'ai jamais vu produire aucun symptôme fâcheux: ce remède présente au médecin une ressource infiniment précieuse, qu'il ne doit jamais négliger dans les circonstances où il se voit abandonné et trompé par les moyens ordinaires.

Ce n'est pas que le phosphore puisse guérir toutes les maladies rebelles; je suis loin de le soutenir : mais il convient de l'essayer dans toutes celles qui portent le caractère asthénique, et où il ne faut exciter que momentanément, mais d'une manière très-intense.

1.re OBSERVATION.

Fièvre nerveuse ou ataxique guérie par l'usage interne de l'éther phosphoré.

Le nommé H., de Strasbourg, d'une constitution forte et robuste, et d'une taille très-élevée, après avoir fait plusieurs campagnes en qualité de tambour-major, revint avec un congé dans ses foyers. Peu de jours après son arrivée, il se sentit des maux de tête et des lassitudes dans les membres, qui l'obligèrent de garder le lit. Il attribuait cette indisposition à la fatigue du voyage; mais comme les symptômes augmentèrent sans cesse d'intensité, l'on me fit appeler, au cinquième jour de la maladie.

Voici l'état dans lequel je trouvai le malade à ma première visite: la face était pâle et enfoncée, le cou et la poitrine se trouvaient recouverts d'une éruption miliaire, le bas-ventre était tendu, le pouls petit, faible et intermittent, la peau sèche et brûlante au toucher; il y avait grande prostration des forces, accompagnée d'un état de stupeur. Le malade ne répondait point aux questions qu'on lui adressait; en lui parlant à haute voix, il balbutiait quelques paroles qu'on avait de la peine à comprendre. Il avait la langue sèche, beaucoup de soif, etc.

Je lui prescrivis une potion avec l'infusion de valériane, la liqueur anodine et du sirop, à prendre par cuillerées d'heure en heure, indépendamment d'une tisane vineuse et des bouillons restaurans. A ma seconde visite du soir, la chaleur fébrile se trouvait un peu diminuée; j'appris qu'il avait passé toute la journée dans un état de somnolence, et qu'il avait fallu le réveiller chaque fois pour lui donner ses remèdes.

Je fis continuer la même potion, et j'ordonnai de suite l'application des vésicatoires aux jambes.

Le lendemain, sixième jour de la maladie, je trouvai le malade beaucoup mieux; les vésicatoires avaient bien pris et avaient ranimé l'énergie vitale; il avait repris connaissance, sa langue était un peu humide. Il témoignait des envies de vomir, ce qui m'engagea à lui prescrire des poudres d'ipécacuanha, avec du sucre, en plusieurs doses : déjà le premier paquet lui fit rendre une grande quantité de bile; il s'en trouva beaucoup soulagé.

Mais vers le soir les symptômes augmentèrent de nouveau, la langue devint sèche et aride, et le malade entra dans le transport; l'éruption miliaire disparut. J'ajoutai à son traitement le camphre, à la dose d'un grain, avec du sucre, toutes les deux heures.

La nuit fut très-inquiète; vers le matin il eut

trois selles. Le septième jour, l'état du malade fut encore le même; le bas-ventre était tendu : j'ordonnai ce jour une potion avec la serpentaire de Virginie, l'extrait de quinquina, la liqueur anodine et le sirop d'écorce d'oranges, à prendre par cuillerées d'heure en heure, des frictions sur le bas-ventre avec le liniment volatil camphré, et un lavement avec l'infusion de valériane, la liqueur de Hoffmann, et l'extrait de quinquina.

Ces remèdes produisirent une excitation assez forte, mais peu durable; le malade porta fréquemment les mains vers les jambes, ce qui me fit juger qu'il sentait l'irritation des vésicatoires. On vit aussi la miliaire reparaître à la peau; mais dans la nuit la scène changea tout d'un coup, et ne laissa plus d'espoir pour son rétablissement. Appelé à la hâte auprès du malade, je le trouvai absolument sans connaissance, la figure décomposée, le regard fixe et immobile, les extrémités refroidies; il avait des mouvemens spasmodiques, et un hoquet qui se renouvelait toutes les deux ou trois minutes.

Dans ces circonstances critiques j'eus recours au phosphore, en me rappelant les belles observations de CONRADI, de LOEBELSTEIN-LOEBEL, et autres, citées plus haut. En conséquence, je prescrivis sur-le-champ trois grains de phosphore, que je fis dissoudre dans une demi-once d'éther sulfurique, avec un demi-scrupule d'huile distillée de girofles ; la dose était de huit à dix gouttes, à prendre toutes les heures dans un peu de sirop liquide. On était fort étonné de ce que je prescrivais encore des remèdes à un homme mourant; mais j'insistai fortement sur mes prescriptions, et je recommandai tous les soins possibles. Le lendemain matin, en visitant le malade, quel fut mon étonnement de le trouver en parfaite connaissance! il me reconnut et proféra quelques paroles.

Les parens m'informèrent, les larmes aux yeux, que le malade ayant à peine pris la seconde dose, le hoquet s'arrêta sur-le-champ. Après la troisième dose, ils remarquèrent qu'une chaleur douce se répandit sur tout le corps; elle fut bientôt suivie d'une sueur abondante qui produisit le plus heureux résultat. Je fis continuer encore ce remède, en recommandant de ne prendre la dose ci-dessus que toutes les deux heures.

Le dixième jour, le malade était hors de danger; il prit encore des toniques pendant une quinzaine de jours; au bout de ce temps, il se trouva parfaitement rétabli, et un mois après cette maladie il repartit pour l'armée, d'où il donna plusieurs fois des nouvelles du bon état de sa santé.

2.e OBSERVATION.

Fièvre nerveuse traitée avec succès par l'éther phosphoré.

Une fille, âgée de neuf ans, de la même ville, fut atteinte des premiers symptômes d'une fièvre nerveuse, tels que maux de tête, alternatives de chaleurs et de frissons, lassitudes dans les membres, etc.

Les parens négligèrent cet état, croyant qu'il ne provenait que d'un refroidissement; ils eurent ensuite recours à des charlatans : les uns prétendirent la guérir par sympathie, et les autres la firent vomir et la purgèrent avec des drastiques. Ce traitement perturbateur ne fit qu'aggraver la maladie. Je ne fus appelé qu'au huitième jour.

A ma première visite, je trouvai la malade dans une prostration de forces extrême, sans connaissance, et dans un délire continuel. La langue était sèche, le pouls petit et très-fréquent; il y avait des soubresauts dans les tendons.

Je prescrivis une potion excitante de valériane, d'arnica et d'angélique, avec l'essence alexipharmaque de STAHL, le camphre et le sirop d'écorce d'oranges, et je fis appliquer sur-le-champ des vésicatoires aux jambes. Sur le soir la malade se trouva un peu mieux, elle avait un peu repris connaissance, et le pouls était plus développé. La nuit fut inquiète, le sommeil souvent troublé par des rêves.

Le lendemain je fis continuer la même potion; mais à trois heures après midi je fus averti que la malade était prête à mourir. Je m'y rendis à la hâte, et en effet, je vis qu'elle était dans un état de stupeur extrême, que les extrémités étaient refroidies, qu'elle avait le hoquet, et que le corps était souvent agité par des mouvemens spasmodiques. Je lui prescrivis sur-le-champ l'éther phosphoré, préparé de la manière indiquée dans l'observation précédente, à la dose de quatre à cinq gouttes toutes les heures dans un peu de sirop liquide[1]. Au bout de trois heures, je visitai la malade de nouveau; le pouls était plein, les extrémités réchauffées, et la malade en parfaite connaissance.

Je fis continuer ce remède jusqu'au lendemain matin, de manière, cependant, que la malade n'en prît que six gouttes toutes les deux heures. Dès-lors le danger était passé. Elle prit encore, pendant quelques jours, une infusion de valériane avec la liqueur anodine, et au bout de quinze jours elle se trouva parfaitement rétablie.

---

1 Je dois observer ici que, sur mon invitation, plusieurs Pharmaciens de cette ville ont admis ce remède au nombre de leurs préparations officinales, afin qu'on puisse l'avoir de suite dans des cas pressans.

3.e OBSERVATION.

Typhus parvenu au plus haut degré de malignité, guéri par l'éther phosphoré.

Un jardinier de la même ville, âgé de quarante-six ans, d'une constitution forte et robuste, père de quatre enfans, après avoir joui pendant nombre d'années de la meilleure santé, fut pris un soir, en rentrant chez lui fatigué des travaux de son métier, de frissons et de chaleurs, de lassitudes, de maux de tête, etc. Il passa la nuit fort inquiet, tourmenté par la soif et une chaleur brûlante.

Appelé auprès de lui le lendemain matin, je lui trouvai le pouls petit et fréquent, la langue chargée; il se plaignit encore de maux de tête, d'un resserrement dans la poitrine, et d'une difficulté d'expectorer. Je lui prescrivis une potion composée de pulpe de tamarins et de gomme arabique, avec le vin antimonié, et j'ordonnai l'application d'un vésicatoire sur le thorax. Le lendemain matin le malade se trouvait un peu mieux, le resserrement spasmodique de la poitrine avait cessé, l'expectoration commença à s'établir; il avait des envies de vomir.

Je lui fis prendre des poudres d'ipécacuanha, qui lui firent vomir deux fois beaucoup de bile. Il s'en trouva soulagé et me pria de ne plus rien lui prescrire pour ce jour. Je crus devoir lui accorder sa demande, puisque son état ne présentait rien d'inquiétant. Le troisième jour, je fis répéter la potion ci-dessus indiquée. Le quatrième jour j'appris qu'il avait passé une mauvaise nuit, et qu'il avait beaucoup toussé; je le trouvai très-affaibli, avec un pouls petit et fréquent; les urines étaient pâles; il parlait parfois dans le délire. Je lui fis appliquer des vésicatoires sur les jambes, et je prescrivis une potion avec le quinquina, la valériane, l'arnica et l'éther sulfurique.

Ces remèdes excitèrent l'énergie vitale, et portèrent à la peau; je fis répéter la même potion le cinquième jour; le sixième jour je trouvai le malade assez bien, et je me bornai à une simple infusion de valériane, avec la liqueur anodine; mais le septième jour tous les symptômes de l'adynamie s'étaient déclarés. Le malade, après avoir passé une nuit agitée et sans cesse dans le délire, était devenu calme vers le matin; mais il se trouvait dans un état de stupeur, sans connaissance, la langue sèche et couverte d'une croûte noire et épaisse, ses dents noires et encroûtées, le pouls petit, fréquent et intermittent, les extrémités refroidies.

Connaissant les bons effets du phosphore dans des cas analogues, je resolus de le mettre en usage pour le cas présent. Je fis prendre toutes les heures douze gouttes d'éther phosphoré dans un peu de sirop liquide. A peine le malade en eut-il pris quelques doses, que le pouls se développa et devint plein, les extrémités se réchauffèrent, une sueur abondante couvrit le corps, et le sentiment se rétablit. Je fis continuer le lendemain le même remède, avec la différence que le malade n'en prit que toutes les deux heures. Il rendit ce jour copieusement des urines troubles et sédimenteuses.

Le neuvième jour il était hors de danger, il avait passé une très-bonne nuit, il ne restait plus qu'une grande faiblesse, que je combattis avec succès par le quinquina, l'arnica, la valériane et l'éther sulfurique, indépendamment d'un bon vin et d'une nourriture restaurante. Le quinzième jour, il était convalescent, et sa santé se rétablit enfin complétement sous peu de jours.

4.e OBSERVATION.

Péripneumonie ataxique guérie par l'éther phosphoré.

Une femme mariée de la même ville, âgée de trente-huit ans, mère de trois enfans, ayant la poitrine délicate, après s'être beaucoup fatiguée aux travaux de son ménage et imprudemment exposée à un refroidissement, fut prise d'une fluxion de poitrine assez violente. Appelé pour lui donner mes soins, je la trouvai alitée, se plaignant d'un resserrement de la poitrine, avec une douleur fixe du côté gauche au-dessous des fausses côtes, qui augmentait avec l'inspiration. Elle sentit des maux de tête, des lassitudes dans les membres, avec chaleur fébrile, et perte de l'appétit. Je commençai par lui prescrire une potion anodine et diaphorétique, avec l'eau de fleurs de sureau, la teinture thébaïque, l'esprit de Mindererus et le sirop diacode, à prendre par cuillerées toutes les heures, avec un thé de fleurs de tilleul, et je fis faire des embrocations de liniment volatil camphré sur la poitrine.

Ces remèdes calmèrent un peu la violence des symptômes; cependant la maladie fit des progrès, et le lendemain au soir je trouvai la malade assoupie, ayant la langue aride, la peau sèche et brûlante, le point de côté toujours très-fort. Je prescrivis une infusion de valériane avec le camphre, la liqueur anodine et le sirop d'écorce d'oranges, à prendre toutes les heures une cuillerée, et j'ordonnai l'application d'un sinapisme sur le côté douloureux.

Le troisième jour au matin, j'appris qu'elle avait passé une mauvaise nuit, battant sans cesse la campagne. En effet, je la trouvai encore dans le transport, très-agitée, avec un pouls plein et fréquent; elle avait eu plusieurs selles involontaires,

Je fis continuer la même potion, et je fis appliquer des vésicatoires aux jambes. L'état de la malade était assez consolant sur le soir; mais à trois heures du matin il avait tellement empiré, que tous les symptômes paraissaient annoncer une mort prochaine. La déglutition était difficile, il y avait hoquet et sueurs froides; dès-lors je ne balançai plus à faire usage de l'éther phosphoré. La malade en prit huit gouttes, toutes les demi-heures, dans un peu de sirop liquide. En la visitant au bout de trois heures, je la trouvai en parfaite connaissance, la langue était humide, les extrémités réchauffées et le corps couvert de moiteur.

Je fis continuer ce remède toute la journée, de manière, cependant, qu'elle n'en prit la dose ci-dessus que toutes les deux heures.

Le traitement fut terminé par une infusion de racines de bénoite avec l'éther sulfurique.

5.e OBSERVATION.

Fièvre intermittente tierce guérie par l'éther phosphoré.

Un jardinier de la même ville, âgé de trente-deux ans, père de famille, d'une constitution forte, n'ayant jamais été malade, se trouvait atteint depuis trois mois d'une fièvre d'accès à type tierçaire, contre laquelle il avait déjà essayé inutilement une foule de remèdes de commères, et d'autres qui lui avaient été donnés par des charlatans.

Affaibli par la maladie et les drogues, il s'adressa enfin à moi; je commençai par combattre cette fièvre par le quinquina uni aux fleurs de sel ammoniac martiales; j'essayai ensuite l'opium avec l'oleosaccharum de cannelle, même la solution arsénicale : mais elle résistait opiniâtrément à tous ces remèdes.

Cette anomalie singulière m'engagea à tenter le phosphore. Pour cet effet, je fis dissoudre trois grains de cette substance dans une demi-once d'éther sulfurique. La dose était de dix gouttes sur un morceau de sucre, à prendre toutes les deux heures pendant l'apyrexie. L'accès, dont la durée ordinaire était de trois à quatre heures, ne tint plus la prochaine fois le malade que pendant une heure environ.

Ce remède fut continué de la même manière, toujours dans les jours libres, et les accès diminuèrent chaque fois d'intensité; enfin, au bout de huit jours la fièvre cessa entièrement. Le traitement fut terminé par une décoction de quinquina.

6.e OBSERVATION.

Céphalalgie périodique chez une femme très-irritable, guérie par l'éther phosphoré.

Une dame âgée de vingt-huit ans, d'un système nerveux très-irritable, était sujette à une céphalalgie très-violente, qui revenait périodiquement presque tous les dix jours. La douleur avait son principal siége dans le front, au-dessus des orbites, et l'obligea de garder le lit; ce qui lui attira souvent des reproches de son mari, qui ne fit aucun cas de son indisposition. Après avoir fait usage de plusieurs remèdes, toujours sans succès, elle m'honora de sa confiance. Je lui prescrivis d'abord une potion avec la valériane, l'extrait de mille-feuille et le laudanum, à prendre par cuillerées toutes les deux heures. Ce remède, ayant été pris la veille du paroxisme, en avait un peu diminué la violence; cependant la douleur reparut avec la même force à l'époque suivante.

J'eus recours ensuite à la teinture de digitale unie au laudanum, dont je fis prendre vingt gouttes trois fois par jour, avec un thé aromatique composé de menthe poivrée, de mille-feuille et de valériane.

La malade s'en trouva un peu soulagée, mais la douleur conserva son type périodique. Je mis encore en usage l'électuaire recommandé par

GRANT contre les maux de tête hystériques, ainsi que des frictions avec l'esprit de sel ammoniac, l'éther sulfurique, la liqueur de corne de cerf succinée, etc.; mais toujours sans succès. J'étais sur le point de perdre patience, lorsque je lus les belles observations du professeur LOEBELSTEIN-LŒBEL [1], sur les bons effets du phosphore dans des cas analogues ; et aussitôt je résolus d'employer ce remède. En conséquence, je fis dissoudre quatre grains de phosphore dans une demi-once d'éther sulfurique, et je fis ajouter encore dix gouttes d'huile distillée de girofles ; je recommandai à la malade d'en prendre vingt-cinq gouttes sur un morceau de sucre, dès que les premiers symptômes du paroxisme se déclareraient, et de répéter cette dose deux heures après.

Déjà une demi-heure après la première dose, elle sentit un soulagement marqué, et le paroxisme ne dura que trois quarts d'heure.

Le lendemain elle se trouva parfaitement bien, et de très-bonne humeur. Je fis interrompre l'usage de ce remède jusqu'au paroxisme prochain, où elle s'en servit comme la première fois.

La douleur avait beaucoup perdu de sa force

---

1 Voyez page 75 de cet ouvrage.

et n'avait duré qu'un quart d'heure environ; enfin elle ne reparut plus à la prochaine époque. Fatiguée des remèdes, la malade en cessa l'usage, et a santé s'est maintenue jusqu'à ce jour.

7.e OBSERVATION.

Cardialgie guérie par le phosphore, après avoir résisté aux remèdes les plus efficaces.

Une femme âgée de trente ans, mère de deux enfans, était sujette depuis plusieurs années à une cardialgie opiniâtre, qui se renouvelait deux à trois fois par semaine, et lui occasionait les douleurs les plus vives. Tous les remèdes dont elle avait fait usage jusqu'à présent avaient été sans succès. Elle s'adressa enfin à moi; je crus devoir combattre cette maladie par les anti-spasmodiques, et dans cette vue je lui fis prendre une poudre composée de racine de valériane, de clous de girofles et d'opium, deux ou trois fois par jour, autant que peut contenir la pointe d'un couteau. Cette poudre continuée pendant quelque temps parût la soulager; cependant les accès de cardialgie se répétaient sans cesse. Je lui prescrivis ensuite des gouttes composées d'essence de valériane et de teinture thébaïque, dont elle prit douze gouttes toutes les deux heures, et je lui fis faire des frictions sur la région épigastrique, avec le liniment volatil camphré joint à la teinture d'opium; mais ces remèdes n'eurent pas plus de succès que les premiers.

J'essayai ensuite des gouttes anodines et anti-spasmodiques, dont j'avais souvent retiré des succès dans d'autres circonstances : elles sont composées des teintures d'écorce d'oranges et de mille-feuille, de laudanum liquide et d'esprit de nitre dulcifié. La malade en prit cinquante gouttes dans un peu de bouillon, chaque fois une heure avant le repas.

J'interposai souvent des poudres de quassia, de rhubarbe et de magnésie calcinée. Mais la maladie résistait opiniâtrément à tous ces remèdes. J'avais perdu l'espoir de réussir, lorsque je conçus l'idée de faire encore un essai avec le phosphore; car, enfin, dans des cas désespérés, il est permis d'avoir recours à des moyens extraordinaires. En conséquence je prescrivis un gros d'éther phosphoré avec deux gros de teinture de cannelle, dont je fis prendre trois fois par jour vingt-cinq gouttes sur un morceau de sucre. Ce remède fut pris le jour même de l'accès, dont la violence se trouva déjà considérablement diminuée. Le lendemain, la malade était comme à l'ordinaire, parfaitement bien portante; je lui fis néanmoins encore continuer les gouttes deux fois par jour. Le paroxisme prochain ne fit que s'annoncer, pour ainsi dire; les douleurs étaient très-supportables et n'avaient duré en tout que cinq minutes environ.

Encouragé par ce succès, j'engageai la malade à continuer le remède encore pendant quelques jours, en diminuant un peu la dose, et j'eus la satisfaction de voir disparaître en peu de temps une maladie aussi cruelle qu'elle avait été rebelle.

Depuis deux ans, la malade a constamment joui d'une bonne santé, et n'a plus ressenti la moindre trace de son ancien mal.

8.e OBSERVATION.

Douleurs arthritiques guéries par l'éther phosphoré.

Une fille de dix-neuf ans, d'une bonne constitution et d'un tempérament sanguin, s'étant baignée dans la rivière, fut prise le même soir de douleurs violentes dans le bas-ventre. Appelé pour lui donner des secours, je lui prescrivis une potion calmante et diaphorétique, avec un thé de fleurs de camomille. Elle passa une bonne nuit, et les douleurs du bas-ventre se calmèrent; mais le lendemain matin elle éprouva de nouvelles douleurs dans les mains, qui étaient roides et tuméfiées, le pied droit la fit aussi souffrir.

Ces douleurs me parurent être de nature arthritique, et je ne pouvais les attribuer qu'à la suppression subite de la transpiration dans le bain froid.

En conséquence, je fis tout mon possible pour rétablir la secrétion cutanée. Je lui fis boire du thé de fleurs de sureau et d'arnica, et je lui prescrivis une poudre de racine de valériane, de résine de gaïac et de tartre stibié *in refracta dosi.*

Ces remèdes portèrent un peu à la peau, et la malade s'en trouva soulagée; mais la douleur, en quittant le pied droit, s'était portée sur le genou du pied gauche, et la malade ne put mouvoir le bras droit qu'avec beaucoup de peine. Je mis en usage un grand nombre de remèdes, et notamment ceux qu'on a qualifiés du nom d'anti-arthritiques, tels que l'extrait d'aconit, la résine de gaïac, l'extrait de douce-amère, la poudre de Dover, les poudres altérantes de Plumer, les antimoniaux, etc.

Je n'obtins d'autre résultat que de déplacer la douleur pour la voir reparaître dans un autre endroit. Enfin, après avoir ainsi infructueusement poursuivi cette douleur pendant l'espace de six semaines, je résolus d'essayer le phosphore en dernière analyse. Pour cet effet, je fis dissoudre trois grains de cette substance dans une demi-once d'éther sulfurique, et j'ordonnai d'en prendre huit gouttes sur un morceau de sucre trois fois par jour. Après la troisième dose de ce remède, la malade sentit une chaleur agréable dans les parties affectées, elle sua beaucoup pendant la nuit et se trouva le lendemain infiniment soulagée.

Je fis continuer le remède en diminuant la dose. Forcé de m'absenter pendant deux jours, je fus étonné à mon retour de trouver la malade entièrement délivrée de ses douleurs ; il ne subsistait plus qu'une faiblesse dans les membres, qui céda bientôt à quelques toniques joints à une bonne nourriture.

9.e OBSERVATION.

Suppression des règles guérie par l'éther phosphoré.

Une servante âgée de vingt-quatre ans s'étant imprudemment exposée à un refroidissement violent au moment où elle avait ses règles, cet écoulement se supprima et elle éprouva des lassitudes dans les membres, des maux de tête, et une langueur dans les fonctions de l'économie animale.

M'étant assuré que cette suppression ne dépendait pas d'une autre cause, je lui prescrivis d'abord une infusion de mille-feuille, avec le borax et le sirop commun, à prendre par cuillerées d'heure en heure, et ensuite des pilules emménagogues composées d'extraits d'ellébore noir, d'aloès, de fleurs de sel ammoniac martiales, de safran et d'opium.

Ces remèdes n'ayant point produit l'effet désiré, je fis usage de l'essence de valériane avec la teinture thébaïque à la dose de vingt gouttes toutes les deux heures, et ensuite de l'élixir de vitriol de Mynsicht à la dose de cinquante gouttes dans un verre d'eau quatre fois par jour. J'employai aussi la limaille de fer et plusieurs autres remèdes, mais toujours sans succès. Enfin je fis un essai avec l'éther phosphoré, dont la malade prit toutes les deux heures quinze gouttes dans un peu de sirop. A peine eut-elle continué ce remède pendant deux jours, que les règles reparurent; elle en cessa l'usage aussitôt, et depuis ce temps sa menstruation n'a plus éprouvé la moindre difficulté.

10.e OBSERVATION.

Chlorose guérie par l'usage de l'éther phosphoré, associé à la teinture de cannelle.

Une villageoise âgée de vingt-trois ans, atteinte de la chlorose depuis sa seizième année, et dont la menstruation était irrégulière, s'adressa a moi pour lui donner mes soins; elle avait déjà fait usage de beaucoup de remèdes qui lui avaient été donnés par des médecins et des chirurgiens de campagne, mais ils n'avaient procuré aucun changement à son état.

J'attribuai la maladie à un défaut d'irritabilité, et surtout à un relâchement considérable dans les organes utérins. En conséquence je lui prescrivis des pilules composées d'assa fœtida, de gomme ammoniaque, d'extrait de trèfle d'eau et d'aloès, avec une tisane dans laquelle entraient la racine de garance, le calamus aromatique, la réglisse, etc.

Ces pilules furent ensuite remplacées par celles de WEICKARD, dont j'ai vu souvent de bons effets dans des cas semblables. Elles sont faites d'aloès, de limaille de fer, de soufre doré d'antimoine, de mercure doux, d'huile de sabine et de sirop.

Plusieurs autres remèdes ont encore été essayés, mais sans le moindre succès. Enfin, l'éther phosphoré, uni à la teinture de cannelle, produisit les résultats les plus heureux. Elle en prit vingt-cinq gouttes quatre fois par jour; déja dans les premiers jours après l'usage de ce remède, elle se sentit singulièrement fortifiée; les fonctions s'exercèrent avec plus de facilité et de régularité; son teint commença à se colorer. Elle continua ce remède encore pendant dix jours à la dose de quinze à vingt gouttes deux fois par jour, et au bout de ce temps elle se trouva parfaitement rétablie.

Conclusion.

On peut conclure de tout ce qui a été dit sur l'usage médicamenteux du phosphore,

1.° Que ce remède, convenablement administré, produit des effets extraordinaires dans le traitement de diverses maladies internes ;

2.° Qu'il serait très-dangereux de l'administrer en substance, puisqu'il agirait comme caustique et produirait l'inflammation, la gangrène et la mort ;

3.° Qu'il faut rejeter les différentes préparations dans lesquelles le phosphore n'est que divisé ou suspendu dans le véhicule qui l'enveloppe ; telles que les pilules, les loochs, les électuaires, les émulsions, les conserves, etc. ; puisqu'il parvient facilement à s'en dégager dans l'estomac ;

4.° Que la solution du phosphore dans l'éther sulfurique, avec une petite addition d'une huile distillée aromatique, paraît être la manière la plus sûre et la plus convenable d'administrer ce remède ;

5.° Que le phosphore, administré d'après cette

méthode, perd sa qualité caustique et devient un remède excitant analeptique et revivifiant;

6.° Que ce remède exige néanmoins beaucoup de prudence et de circonspection, et que son usage ne peut point devenir général;

7.° Qu'il faut toujours commencer par une petite dose, et l'augmenter ou la diminuer graduellement;

8.° Qu'il ne faut point le regarder comme une panacée ou un remède universel, qui puisse guérir toutes les maladies rebelles;

9.° Qu'il ne faut jamais l'employer avant d'avoir essayé et même épuisé les moyens ordinaires;

10.° Qu'il ne saurait être utile que dans les maladies asthéniques, aiguës ou chroniques, où il ne faut exciter que momentanément, mais d'une manière très-intense;

11.° Que les maladies dans lesquelles on l'a donné jusqu'à présent avec succès, sont les fièvres ataxiques et adynamiques, avec prostration extrême des forces vitales, et les différentes complications de ces mêmes fièvres; les fièvres intermittentes opiniâtres, les affections rhumatismales et goutteuses, la suppression des règles, la chlorose, et les infiltrations avec atonie de la fibre; mais particulièrement les maladies nerveuses, telles que l'apoplexie, la syncope, la paralysie, les convulsions épileptiques, la manie, la céphalalgie opiniâtre, la goutte sereine et la cardialgie;

12.° Enfin, que l'acide phosphorique a été trouvé très-utile dans les pertes de sang avec épuisement total des forces, dans le marasme, la phthisie et la carie des os.

FIN.

TABLE DES MATIÈRES.

www.ingramcontent.com/pod-product-compliance
Ingram Content Group UK Ltd.
Pitfield, Milton Keynes, MK11 3LW, UK
UKHW021104220726
13924UKWH00004B/1507